实用儿童保健学

王海琳 著

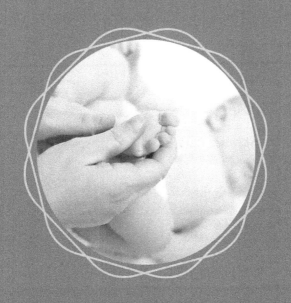

吉林科学技术出版社

图书在版编目（CIP）数据

实用儿童保健学 / 王海琳著. —— 长春：吉林科学
技术出版社，2018.4（2024.8重印）
ISBN 978-7-5578-3884-3

Ⅰ.①实… Ⅱ.①王… Ⅲ.①儿童—保健 Ⅳ.
①R174

中国版本图书馆CIP数据核字(2018)第074966号

实用儿童保健学

出 版 人	李 梁
责任编辑	孟 波 孙 默
装帧设计	李 梅
开 本	787mm×1092mm 1/32
字 数	158千字
印 张	5.5
印 数	1-3000册
版 次	2019年5月第1版
印 次	2024年8月第3次印刷

出 版 吉林出版集团
　　　　吉林科学技术出版社
发 行 吉林科学技术出版社
地 址 长春市人民大街4646号
邮 编 130021
发行部电话/传真 0431-85635177 85651759 85651628
　　　　　　　　 85677817 85600611 85670016

储运部电话 0431-84612872
编辑部电话 0431-85635186
网 址 www.jlstp.net
印 刷 三河市天润建兴印务有限公司

书 号 ISBN 978-7-5578-3884-3
定 价 65.00元

前　言

　　医学的发展一日千里，传统儿科学受到的冲击不言而喻。因此，当作者承担这样一本书的编著工作时，诚惶诚恐，深知其难。生物-心理-社会医学模式的发展，使得儿童保健以预防为主，防治结合，群体保健和个体保健服务相结合的模式受到进一步的挑战。《实用儿童保健学》是一本为从事儿科学、尤其是儿童保健的专科医师在从事临床工作时提供帮助的实用参考用书。

　　本书篇幅有限，无论是生长与发育异常、营养不良性疾病、儿童营养相关疾病、食物不良反应、环境污染性疾病，还是儿童保健与发育行为临床基本技术规范，其诊疗规范都不过是在作者有限的知识和实践中获得的证据和经验汇总，即使是那些被公认的诊治流程，也只能作为临床工作中的参考，因为每一个生命个体带给我们的问题是不一样的。

　　尽管在本书编撰过程中，作者做出了巨大的努力，对稿件进行了多次认真的修改，但限于个人学识，加之编写经验不足、时间有限，书中恐存在遗漏或不足之处，敬请广大读者提出宝贵的修改意见，以期再版时修正完善！

目　　录

第一章　生长与发育异常

第一节　体格生长偏离

人的生长发育是受先天遗传因素和后天环境因素综合影响的复杂生物学过程,生长发育水平不仅是反映儿童营养和健康状况的主要指标,也是一个国家政治、经济和文化综合发展水平的一面镜子。多数儿童在良好适宜的环境下遗传潜力能得到较好发挥,遵循一定的规律或"轨道"稳定生长发育。但如受到体内外某些因素的影响使生长速度异常,致体格生长水平与匀称程度发生异常时,体格生长就会出现偏离,叫做体格生长偏离,体格生长偏离了正常生长发育规律或"轨道"。

体格生长偏离是儿童生长过程中最常见的问题,有些可起始于胎儿期,部分为遗传、代谢、内分泌疾病所致,少数因神经心理因素所致,但多数仍为后天营养与疾病影响。体格生长偏离可影响整个机体,也可仅影响机体的某一部分;有的是可逆转的,有的是不可逆转的。通过儿童保健系统管理进行生长监测,定期体检,动态、系统地进行纵向观察,当生长监测或体格检查评价发现生长偏离时,应详细了解儿童生长偏离发生的时间、程度或病因,及时干预。

一、体重生长的偏离

(一)超重和肥胖

儿童肥胖症 95％ 是单纯性肥胖,少部分为继发性肥胖,由遗传或神经内分泌因素引起。学龄期肥胖 70％～80％ 可发展为成人肥胖,甚至发展为代谢综合征(MS),即包括高血压、肥胖、高胰岛素血症、糖耐量异常、血脂异常等代谢异常的一组临床综合征。儿童超重和肥胖率增加使得心血管疾病发病率呈现快速低龄化趋势。同时,肥胖还带来一系列其他健康问题,包括睡眠呼吸障碍、社交障碍和抑郁症等。

在过去的20年中,无论是发达国家还是发展中国家,儿童肥胖率均呈持续上升趋势。究其原因,除遗传倾向外,主要是由于膳食模式不合理、能量摄入过多,不健康的饮食行为如:不吃早餐、常吃西式快餐、常喝含糖饮料;城市儿童骑车或步行上学的越来越少致活动不足;学习压力大,做作业、看电视、玩电脑等静态活动时间长而体育锻炼与户外活动较少等。学龄期肥胖70%～80%可发展为成人肥胖,甚至发展为代谢综合征,即包括高血压、肥胖、高胰岛素血症、糖耐量异常、血脂异常等代谢异常的一组临床综合征。肥胖正在成为一个日趋严重的、全球性的、危害健康的并呈一定流行趋势的公共卫生问题。20世纪70年代,发达国家和地区学龄前儿童肥胖开始流行,肥胖检出率逐年上升,呈全球流行趋势。我国儿童少年肥胖从20世纪80年代开始出现增长趋势,近年来许多大城市儿童少年肥胖率已接近或超过发达国家。根据全国学生体质健康调研结果,2000年与1995年相比,7～18岁学生肥胖检出率,城市男生由5.9%上升为10.1%,城市女生由3.0%上升为4.9%;乡村男生由1.6%上升为3.7%,城市女生由1.2%上升为2.4%,2005年儿童肥胖检出率与2000年相比,城市男生由10.1%上升为12.8%,城市女生由4.9%上升为5.8%。儿童期肥胖使成年期肥胖的危险度增加。因此,预防心血管疾病(CVD)的重点应从成人转移到儿童,控制儿童肥胖的流行是儿童保健的重要内容之一。

【超重与肥胖判断】

1.体重/身高评价　常用于<2岁的儿童,用百分位数法,若体重/身高在$P85^{th}$～$P97^{th}$为超重,≥$P97^{th}$为肥胖。

2.体质指数/年龄(BMI/age)评价　体质指数(BMI)是指体重

(kg)/身长的平方(m²),当儿童的 BMI/age 在 P85^th~P95^th 为超重,超过 P95^th 为肥胖,国际上推荐 BMI 作为评价儿童和青少年肥胖首选指标。儿童生长期 BMI 值增加时脂肪组织与非脂肪组织都增加,因此儿童的 BMI 值与年龄、性别、成熟状况有关。BMI 与身体脂肪直接测量以及皮下脂肪测量显著相关。BMI/age 是超重的健康危险预测因素,对伴有超重的疾病,BMI/age 是很强的临床危险因子。采用 BMI 值可跟踪 2 岁到成人期整个生命周期的身体变化,因此 BMI 常用于筛查儿童和青少年超重。

【病因】

1.单纯性肥胖　95%的肥胖儿为单纯性肥胖,这类儿童生长发育较快,智力正常,皮下脂肪分布均匀,之所以产生肥胖,主要是由于能量的摄入大于消耗。

单纯性肥胖主要与以下因素有关:

(1)婴儿时期的肥胖与过早添加固体食物或能量摄入过多有关,常见于人工喂养儿,其家长一般认为小儿越胖越好。这类肥胖的预防应从婴儿期开始,提倡母乳喂养,生后 4 个月内不添加固体食物;6~8 个月的婴儿已经发生肥胖的应限制奶量,增加蔬菜、水果,关键是控制每天总能量的摄入。

(2)与家庭及儿童本人的饮食习惯有关。如有的肥胖儿家庭习惯食用油腻及含糖分较高的食物,有的肥胖儿从小养成过量进食、常吃零食和甜食的不良习惯,这类肥胖应从改变饮食习惯着手。

(3)与儿童活动过少、能量消耗低有关。儿童越胖就越有可能活动不便,从而越不喜欢运动,这类肥胖儿应适当增加运动量。

(4)与遗传有关。父母均肥胖的,其子女 70%~80%也肥胖;父母均不肥胖的,其子女仅有 10%发生肥胖。

2.继发性肥胖　大多由器质性疾病引起,如垂体、性腺的病变,长期使用激素,神经系统疾病(如脑炎后遗症肥胖)等。

【诊断】

1.病史资料

(1)家族史:询问家庭中三代人肥胖、高血压、动脉粥样硬化、高血脂、2型糖尿病以及癌症等发生情况。

(2)生活习惯与行为:家庭成员与儿童进食习惯;参加户外活动与体力活动情况。

(3)膳食评价:记录3天进食量,计算总能量摄入,了解儿童过多能量的食物来源。

2.体格检查　除常规体格检查外,测定血压。选择汞柱式标准袖带血压计(血压带宽度为上臂的2/3),休息10分钟后测右上臂血压,连续3次,误差<4mmHg(1mmHg＝0.133kPa),取第.2、3次数据的平均值。

3.实验室检查　建议筛查2型糖尿病和糖调节异常,推荐的实验室检查有空腹血糖(或空腹手指末梢血糖,FCBG)、血脂,肝、肾功能,肝脏B超。

【鉴别诊断】

主要与遗传和神经内分泌疾病的继发性肥胖鉴别。

1.皮质醇增多症　又称库欣综合征,有促肾上腺皮质激素(ACTH)依赖性和非依赖性两类。促肾上腺皮质激素依赖性皮质醇增多症为下丘脑/垂体或垂体外的肿瘤组织分泌过量的ACTH或促肾上腺皮质激素释放激素(CRH),导致双侧肾上腺皮质增生并分泌过量皮质醇。促肾上腺皮质激素非依赖性皮质醇增多症为肾上腺皮质肿瘤或增生,自主分泌过量皮质醇引起。临床上表现为向心性肥胖,常伴高血压、皮肤紫纹。女孩可能会因肾上腺皮质产生过多雄激素(如某些分泌雄激素的肾上腺皮质肿瘤)出现多毛、痤疮和不同程度男性化体征。体检注意腹部有无包块(如肾上腺皮质肿瘤),皮肤有无色素加深(如垂体分泌ACTH增多,ACTH含促黑色素细胞活性的肽段),有无视野缺损

（垂体肿瘤压迫视交叉）。如病人肥胖伴多毛痤疮、皮肤色素加深、视力障碍，或腹部有包块等体征应高度怀疑此病。实验室检查血皮质醇水平升高，昼夜节律消失，或虽有变化但基础值较高支持皮质醇增多症，或者测定 24 小时尿皮质醇含量，这是诊断皮质醇增多症最直接和可靠的指标；小剂量地塞米松抑制试验不被抑制提示为皮质醇增多症，被抑制者提示单纯性肥胖或长期应用糖皮质激素者。腹部和垂体 CT 和 MRI 可帮助诊断。

2.肥胖性生殖无能综合征　幼儿及学龄期男孩多见，多数因脑炎、脑外伤或下丘脑肿瘤（如颅咽管瘤）所致。肥胖伴性发育障碍为主要临床表现，可有颅内高压，部分病人伴尿崩症。肥胖常在短期内迅速出现，脂肪分布以乳房、下腹部和阴阜明显，面部和四肢相对较瘦。第二性征发育延迟或不发育，睾丸小或不降，身高增长迟缓，骨龄延迟。实验室检查促性腺激素黄体生成素（LH）、卵泡刺激素（FSH）和性激素（睾酮）水平降低支持本病诊断，头颅 CT、MRI 有助于诊断。

3.劳-蒙-比综合征　又称性幼稚色素性视网膜炎多指畸形综合征，系罕见的先天性家族性疾病，常染色体隐性遗传病。可能为下丘脑功能先天缺陷所致。临床特征为肥胖、智能低下、性器官发育不全、视网膜色素变性、多指（趾）或并指（趾）畸形，亦可伴其他先天性异常。疑诊儿童应作血浆 LH、FSH 和性激素水平检测以及眼科检查。少数病人可有糖尿病、胰岛素抵抗和肾小球功能受损。

4.多囊卵巢综合征　女性常见的内分泌紊乱性疾病。因下丘脑-垂体-卵巢轴功能紊乱，初潮后月经量少甚至闭经，无排卵，长大的卵泡在卵巢皮质内形成多发性囊肿。临床主要表现为月经少甚至闭经、不孕、多毛、肥胖以及一系列内分泌激素改变如高雄激素、LH 与 FSH 比值升高、胰岛素抵抗、高胰岛素血症等。女童肥胖伴月经紊乱应怀疑此病，盆腔 B 超卵巢内出现直径 2～9mm 的卵泡，数量多于 12 个和（或）卵巢容积增大＞10ml 支持诊断。

5.普拉德-威利综合征(PWS) 是一个复杂的多系统异常的疾病,涉及基因组印迹的显性遗传性疾病。临床主要特征为新生儿期和婴儿期严重肌张力低下及喂养困难;儿童期食欲过盛而明显肥胖、不同程度的智能障碍、行为异常;常伴身材矮小、手足异常(手足小)、特殊外貌如颅盖高、眼小及性腺发育落后。临床高度怀疑普拉德—威利综合征的儿童可以应用甲基化特异性 PCR(MS-PCR)及荧光原位杂交(FISH)技术进行基因分析。

【干预与预防】

1.超重与肥胖的干预 应将控制超重/肥胖视为慢性病来管理,而不应期待获得"治愈"的效果。干预的基本目标是改变生活方式包括健康饮食(食物指导)、增加每天运动量,减少产热能性食物的摄入和增加机体对热能的消耗。

(1)常规筛查:常规筛查儿童肥胖很重要,应作为儿科健康工作的一部分。如儿童疑超重 $BMI/age \geqslant P85^{th}$,有肥胖复杂症;或 $BMI/age \geqslant P95^{th}$,无论有或无肥胖复杂症都应进行遗传或内分泌检查。

(2)控制儿童体重:脂肪组织对血管的直接损害作用引起内皮细胞功能障碍,是动脉粥样硬化的早期改变。成年人的动脉粥样硬化在出现临床表现前有一很长的临床前期,在儿童期和青年时期已发生动脉病理改变。因此,控制儿童期体重可改善胰岛素敏感性、脂质水平及血管健康状况。膳食评价的结果可有效帮助儿童恢复平衡膳食,控制儿童体重的增加。7 岁以上儿童超重有高脂血症或高血压应降低体重,或维持体重不增。按平均体重/身高计算能量摄入,采用低热量、低脂肪、低糖、高蛋白的饮食,提供适量的维生素和微量元素,保证儿童生长发育所需营养。

(3)运动疗法:增加能量消耗,使脂肪细胞释放游离脂肪酸,脂肪细胞体积变小;增强肌肉,使身体强壮。运动疗法主要包括综合有氧运动、力量训练、日常活动的增加。综合有氧运动(3 次/周,50 分钟/次)

作为传统的运动疗法,能较好地控制运动强度和运动时间。增加日常活动,如长期低强度体力活动(散步、做家务、上学步行等),或中等强度的体育活动(爬楼梯、游泳、玩球类等),养成经常运动的习惯以维持控制体重的治疗效果。

(4)行为矫治:需让儿童与家庭认识超重/肥胖影响健康,配合治疗是儿童肥胖干预成功的关键,包括饮食行为和生活行为调整。帮助儿童建立减肥日记可逐步让儿童认识自己行为的问题,如记录所有食物的摄入时间、种类、数量,以及每天的活动时间、活动类型,定期测量体重,学习计算 BMI,进行自我监督。

(5)药物治疗:一般儿童肥胖不建议采用药物控制体重。

2.超重与肥胖的预防

(1)促进胎儿的生长发育:预防和控制低出生体重儿童出生后的肥胖对降低 2 型糖尿病等代谢性疾病的发生有重要意义。

(2)科学知识宣传:是积极有效的Ⅰ级预防措施。通过各种方式或媒体使人们对肥胖对健康的危害有正确认识,改变不良的生活方式、饮食习惯和不合理的膳食结构等;提高对危险因素易感人群的识别,并及时给予医疗监督和指导,控制肥胖症的进展。

(3)预防的重点人群:提倡人乳喂养可降低婴幼儿超重发生。中国流行病学研究资料显示 4 岁后儿童肥胖明显增加,预防的重点为 3～6 岁儿童。培养良好生活习惯和进食习惯,养成参加各种体力活动和劳动的习惯是关键。

(二)低体重和消瘦

【低体重与消瘦判断】

低体重是指体重低于同龄儿童组体重中位数减 2 个标准差,或第 3 百分位以下者。消瘦是指学前儿童的体重比相应年龄组人群按身高的体重均值数低 2 个标准差以下。低体重可见于正常的与身高发育平行的情况,如家族性矮小;部分有严重宫内营养不良史的儿童,生后体重发育未能追上同龄儿童;消瘦则常见于喂养不当、慢性疾病、神经心理压抑(如虐待)以及有严重畸形所致严重营养不良。

【病因】

1.营养因素 营养因素是导致低体重和消瘦的主要原因。胎儿期宫内营养不良;出生时低体重而在第一年未能实现追赶生长;婴儿期喂养不当,未能及时添加辅食,不适当地使用断奶食品;或幼儿期进食不足等,造成近期或长期的蛋白质和能量缺乏。

2.疾病因素 疾病可致使消化吸收功能降低及蛋白质、能量消耗增加,尤其是慢性或反复发生的疾病,如反复呼吸道感染、慢性消化不良、结核病、肠寄生虫病等都会导致体重下降。

3.体质因素 一些儿童无明显器质性疾病,生长速度正常,除体重较轻、看上去消瘦外,无其他方面异常,大多数小儿活泼好动,能量消耗过多。往往有家族史。

4.精神因素 如果学前儿童长期精神紧张、压抑,食欲就会受影响。有些儿童进食量并不少,但因缺少母爱或其他适宜的刺激也会造成体重下降。

【治疗】

通过定期健康检查或使用小儿生长发育图进行生长监测,早期发现体重偏离。一旦发现,要积极查找原因,针对性地采取治疗措施,积极治疗原发病。给予科学指导,合理营养,帮助出生低体重儿和早产儿在生后第一年实现追赶生长;在排除器质性疾病后,如为营养因素所致,不论是低体重,还是消瘦,均可通过加强营养,合理喂养,增加能量和蛋白质的供给,或适当补充营养食品来纠正。如为心理因素,应给以儿童极大的关爱,以心理治疗为主;创造一个良好的环境均可使低体重或消瘦的儿童转为正常生长。

二、身高（长）生长的偏离

（一）高身材

【高身材判断】

身高（长）的发育大于同龄儿童组身高（长）中位数加 2 个标准差，或第 97 百分位以上者。

【病因】

高身材可见于正常的家族性高身材,体质性或特发性超长,常为家族性,属正常发育变异,为身材超长最多见的原因,以少女为主。还有某些遗传内分泌疾病、综合征所致高身材,如垂体性生长激素分泌过多、真性性早熟、男性化综合征、脑性巨人症、垂体性肢端肥大症、马方综合征等。

【诊断】

1.病史

（1）家族史:遗传因素对身材高大与矮小有一定的影响,应特别注意了解家族身高的情况。

（2）儿童及青春期前后发育情况、营养状况、有无各种慢性疾病史应详细询问。如青春发育期提早出现,可能是青春期提前、性早熟、体质性巨人等,应寻找病因。

2.体格检查　正常人的生长发育有一定的规律,根据对正常男女各个年龄组的身长、体重的大量测量资料,得出其正常的标准值,作为评定体格是否正常的依据。因此,对每个就诊儿童均应测量:身高、体重;还要测量指距:两臂测平伸时左右指端间的最大距离;测量上部量头顶至耻骨联合上缘的距离×下部量(耻骨联合上缘至足底的距离)及上/下部量比率,作为判断的辅助指标。还应检查第二性征及性腺发育情况,是否与年龄、性别、体格发育相符。外貌是否如类人猿面容,四肢末端肥大、内脏器官是否增大、皮下结缔组织是否增多等常能提示诊断线索。

3.实验室检查

(1)血浆生长激素(GH)测定(RIA 法):正常人基础状态(晨空腹起床前 2 岁内平均 0.38nmol/L;2～4 岁为 0.19nmol/L;4～16 岁为 0.047～0.14nmol/L。巨人症及肢端肥大症时 200.94nmol/L;正常睡眠时 GH 出现高峰,垂体瘤生长激素瘤型 GH 瘤时规律消失。

(2)葡萄糖抑制试验(口服葡萄糖耐量试验):巨人症和肢端肥大症者血糖升高,GH 不被抑制。

(3)生长介素 C(SMC)测定:GH 瘤垂体瘤生长激素瘤型时明显升高。

(4)血浆胰岛素样生长因子(IGF-1)测定:GH 瘤垂体瘤生长激素瘤型时 IGF-1 明显升高。

(5)24 小时尿 GH 浓度升高,有助于 GH 瘤垂体瘤生长激素瘤型诊断。

(6)其他检验:甲状腺功能检查;性腺功能的检查(FSH、LH、E、T)肾上腺皮质功能检查及染色体检查等,血钙、磷、血糖检查等。

4.器械检查　X 线拍片如头颅侧位片观察蝶鞍大小、前后床突有无破坏、下颌骨有无增长、颅骨有无增厚及骨质疏松等、颅内有无占位病变等。X 线骨骼拍片观察骨骺是否融合、骨化中心生长发育情况。

【高身材的鉴别诊断】

1.巨人症和肢端肥大症　巨人症和肢端肥大症系垂体前叶生长激素细胞腺瘤、增生或腺癌,分泌生长激素(GH)过多,引起软组织、骨骼、内脏的增生肥大及内分泌代谢紊乱性疾病。

巨人症起病于青春期前(骨骺未融合前),一般认为身高超过同种族、同年龄、同性别的平均值 3 个标准差为巨人症。文献报道成年男性身高大于 2.0m、女性大于 1.85m 称巨人症,但也有正常人达到此身高值,为体质性巨人症。巨人症病人早期表现为过度生长发育,全身成比例地发育,躯干、内脏生长过度、肌肉发达、性腺发育早、性欲强烈,基础代谢率增高,血糖偏高或有糖尿病。晚期病人开始衰退,精神不振,肌肉松弛,四肢无力,性腺萎缩,智力迟钝,代谢率减低,心率缓慢。衰退期约历时4～5年,一般早年夭折。

肢端肥大症起病于青春期后者骨骺已闭合者。巨人症病人于骨骺闭合后继续受过多的 GH 刺激,也可发展为肢端肥大性巨人症。起病多缓慢,症状亦分早期(形成期)和衰退期:早期(形成期)多种内分泌腺呈功能亢进。最早表现为手足厚大呈进行性,典型面貌为类人猿面貌。由于头脸部软组织增生致头皮、脸皮增粗增厚、多皱纹、唇厚、舌厚而大、言语模糊及音调低沉;头部骨骼增长使脸部增长。下颌增大致牙齿稀疏,眼眶上缘、前额骨、颧骨增大且突出;耳鼻长大。手背足背厚而宽,手指足趾短而粗,形成肢端肥大。全身皮肤增厚、粗糙,毛发增多,色素沉着。男性睾丸增大,性欲旺盛;女性乳房大可伴溢乳,但月经少甚至闭经。病人常有头痛,以前额部及双额侧为主。基础代谢率增高,血脂、血糖增高,血磷增高,血钙及碱性磷酸酶正常。病程较长,多迁延十余年或更长。X线检查示蝶鞍扩大、指端丛毛状改变、脊柱骨质疏松及畸形等。②衰退期病人多健忘,精神萎靡,皮肤、毛发、肌肉均衰变,垂体腺瘤增大及周围组织受压综合征,周围靶腺功能减退综合征。由于代谢紊乱,抵抗力低下,多死于感染、糖尿病并发症、心力衰竭等。本病诊断依据:典型类人猿面貌、肢端肥大等征象;身高男性>2.0m,女性>1.85m;X线骨骼特征;有关实验室检查支持本病诊断。

2.体质性巨人症 与垂体性巨人症的身高相比可无明显差别。体质性巨人属正常变异,非病态,可能与遗传有关。身体各部分生长发育匀称,无内分泌功能障碍,无代谢紊乱,无实验室检查异常证据,X线骨骼片无异常发现。

3.青春期提前 青春期是儿童发展到成人的过渡期,一般从出现第二性征开始,直到体格发育停止。此若女性在 8 岁前,男性在 9 岁前开始性发育,称为青春期提前。由于青春期提前出现,患儿生长发育达最高速度,身高远远超出同年龄的其他儿童,性发育提早,第二性征提前出现,但发育成熟后最终身高与成人无异。无内分泌功能障碍及代谢紊乱存在。

4.性功能减退性高大体型 由于性腺激素(雄性激素和雌性激素)不足或缺乏,致骨骺闭合延迟而骨骼过度生长所致。

(1)下丘脑性性腺功能减退症:下丘脑分泌多种激素(称释放激素),下丘脑部位的任何病变如颅咽管瘤、胶质瘤、炎症等均可致下丘脑促性腺激素释放激素(GnRH)缺乏或不足。如早年发病,除性腺功能减退外,还形成高大体型,同时伴有其他下丘脑功能受损表现,如尿崩症、情绪不稳、睡眠障碍、体温调节障碍、食欲改变、肥胖或消瘦等。如为肿瘤则可有局部压迫症状,如头痛、视野缺损、视力下降等。X 线可发现蝶鞍改变及鞍区占位病变。尿中促性腺激素减少,垂体功能减退的表现。

(2)垂体促性腺激素缺乏性功能减退症:病人除性腺功能减退外,其他垂体功能正常。男性发育期睾丸不发育,睾丸活检生殖细胞不成熟。尿促性腺激素含量减低。可能与遗传有关。

(3)性腺病变致性功能减退症:睾丸曲细精管发育不全症,系遗传性疾病,由于性染色体畸变,性染色体检查多呈 47,XXY 或 48,XXXY 组型,也可呈 XXY/XY、XXY/XXY、XY/XXY 等嵌合体型。临床表现为男性外表、性功能低下、高大体型,可有轻度智力障碍。睾丸小而坚实,睾丸活检见曲细精管玻璃样变和细胞呈腺瘤样增生。尿中促性腺激素含量增高。发病于早年可产生高大体型。病人睾丸小,易误为隐睾。尿中促性激素增高,尿 17-酮类固醇降低。

性腺功能减退性高大体型间的鉴别诊断:可测定尿中促性腺激素

含量,如含量增高反映睾丸病变而下丘脑、垂体正常;如含量减少反映下丘脑、垂体病变,然后再有针对性地选择有关检查,如下丘脑-垂体功能、蝶鞍 X 线拍片、睾丸活检、性染色质或性染色体检查等。

5.马方综合征　本综合征为先天性结缔组织疾病,多有家族史。临床表现为体格瘦长、手足指(趾)细长呈蜘蛛趾样,胸廓狭长呈鸡胸,常伴有先天性心血管病变,可有高度近视、晶状体脱位等。

6.高胱氨酸尿症　本病为常染色体隐性遗传性疾病,病人的骨骼、心血管病变及眼部病变类似马方综合征,身材瘦长、四肢细长、韧带松弛,两颧潮红,毛发细而稀疏,智力发育差。尿中胱氨酸含量增高(氰化硝普盐试验)。

(二)矮身材

身材矮小常常与以下因素有关:遗传及体质因素对生长发育的作用;营养缺乏及代谢障碍如缺碘(地方性呆小病)、维生素 D 缺乏(维生素 D 缺乏性佝偻病)、全身慢性疾病等;内分泌功能异常如生长激素(GH)、甲状腺激素、胰岛素及性激素等分泌异常引起的生长发育障碍,神经系统尤其下丘脑功能异常导致生长发育障碍。

【矮身材判断】

身高(长)发育小于同龄儿童组身高(长)中位数减少 2 个标准差,或第 3 百分位以下者。

【病因】

矮身材常见于体质性生长发育延缓或青春期延迟、家族性矮小体型;成年以前患慢性疾病引起严重全身性营养或代谢紊乱时,可致生长发育障碍,如血吸虫病性侏儒症、维生素 D 缺乏性佝偻病、碘缺乏性矮小;内分泌功能障碍如甲状腺激素缺乏或不足、生长激素缺乏症、肾上腺皮质增生症等;骨代谢疾病如软骨发育不良、肾性佝偻病、黏多糖病;染色体病如 Turner 综合征、21-三体综合征等。

【诊断】

1.病史

(1)家族史:遗传因素对身材高大与矮小有一定的影响,应特别注意了解。

(2)妊娠及分娩史:母体在妊娠期间患病史、营养情况、分娩史(早产、难产等)可致婴儿生长发育障碍。

(3)儿童及青春期前后发育情况、营养状况、有无各种慢性疾病史应详细询问。儿童及青春前患有慢性疾病史如肝病(肝硬化)、结核、先天性或获得性心血管疾病、糖尿病、某些感染性疾病(血吸虫病)等均可影响生长发育。长期营养不良、环境缺碘、维生素 D 缺乏等病史对矮小身材的病因诊断具有重要意义。

2.体格检查　与高身材的体格检查相同。

3.实验室检查

(1)血浆生长激素测定(RIA 法)。

(2)葡萄糖抑制试验(口服葡萄糖耐量试验)。

(3)血浆胰岛素样生长因子(IGF-I)测定:青春期 IGF-1 明显低于正常值,支持 Laron 和 Pygmy 侏儒症诊断。

(4)GH 激发试验。

(5)人生长激素释放激素(GHRH)试验:静脉注射 GHRH $10\mu g/kg$,注射后 GH 7nmol/L,排除垂体性侏儒症的诊断。

(6)其他化验:甲状腺功能检查;性腺功能的检查(FSH、LH、E、T)、肾上腺皮质功能检查及染色体检查等。血钙、磷、血糖检查等。

4.器械检查　与高身材检查相同。

【矮身材的鉴别诊断】

1.垂体性侏儒症　是指垂体前叶功能减退或对生长激素(GH)不敏感引起的生长发育障碍。起病于婴儿期或儿童期,可单独由于 GH 缺乏所致。绝大多数为特发性,病因不明(原发性),少数由于垂体及邻近组织的肿瘤、感染、放射线损伤、血管病变所致。

(1)临床特征:①躯体生长迟缓,婴儿起病者出生时一般正常,约半数患儿于1～2岁时生长发育开始落后于同年龄正常儿童,另一半于5～6岁时生长发育才明显落后于同年龄正常儿童。指距长,上下部量体型比例同幼儿。面容幼稚,智力正常。②骨骼发育落后,长骨均短小,身高多数不足130cm。骨化中心发育迟缓,骨龄比实际年龄落后4年以上,骨骺不闭合。③性器官不发育或第二性征缺乏。④智力与年龄相称。因鞍区肿瘤所致者可有局部受压或颅压高压症状。

(2)鉴别诊断依据:①病史特征。②测量身高、体重、指间距、上部量、下部量及上下部量比率等。③X线检查观察腕骨、肘关节、长骨骨端,观察骨化中心及骨髓融合情况,计算骨龄较实足年龄延迟情况;观察蝶鞍及邻近组织的变化对病因诊断有帮助。④头颅CT、MRI在必要时应用。⑤实验室检查支持本病诊断,如血清GH放免测定,正常人在1～5ng/ml,本病时降低。必要时做激发试验,如胰岛素低血糖试验、精氨酸刺激试验、L-多巴(L-Dopa)试验,生长介素测定正常值0.5～2.0ng/ml,垂体性侏儒者低于此值。⑥排除呆小症及其他情况所致矮小体型。染色体检查等有助鉴别诊断。

2.体质性生长发育延缓或青春期延迟　此种情况常有家族史,男性多见。骨骼发育及性腺发育比正常儿童推迟约4年,青春期较同龄儿童晚,于青春期后骨骼及性腺迅速发育而达正常人标准。本病无内分泌腺功能障碍,GH正常,亦无全身慢性疾病的证据。

3.原基性侏儒症　原基性侏儒症病因不明。从胚胎开始发育迟缓,出生时体格小,生长缓慢,身体各部比例适当。智力和外貌与年龄相符。青春期性腺发育正常,有生育能力。GH及垂体其他激素正常,甲状腺及肾上腺皮质功能正常。少数病人伴有各种先天畸形、智力发育障碍、类早老症等。

4.早老症　本症很少见。出生时正常,2岁以内生长发育较缓,2

岁以后生长发育显著减慢甚至停止,3岁左右呈现瘦弱老人外貌。可有全身性动脉粥样硬化,血脂可能升高,可有高血压。智力一般正常,骨骼比例及骨龄正常。病因不明,或与遗传有关。

5.甲状腺功能减退　甲状腺功能减退发生于胎儿或新生儿时期称呆小症,发生于儿童期称幼年黏液性水肿。如未能及早给予充分的治疗,两者均可导致生长发育障碍和身材矮小。

呆小症一般于出生表现反应迟钝、嗜睡、喂奶困难、腹胀、便秘、脐疝、哭声嘶哑等,随年龄增长出现下列特异表现:①体格异常,身材矮小,四肢粗短,上部量大于下部量;②呆小症面容,头大、鼻梁下陷、鼻扁而宽、两眼距宽、眼裂小呈水平状、颜面及眼睑虚肿、面色灰白、唇厚、舌大且常伸出口外、流涎等;③智力低下,表情呆滞、反应迟钝、语言缓慢且声音低沉,可伴有聋哑;④皮肤干冷、粗糙,肤色蜡黄,毛发稀少无光,可有黏液性水肿;⑤骨骼发育迟缓、出牙迟、囟门闭合延迟、骨龄延迟;⑥甲状腺肿大或者萎缩等。

鉴别诊断依据:①地方性者有流行病史。②有典型体型及呆小症面容。③甲状腺功能检查有助于病因诊断:地方性者多正常甚或增高;甲状腺自身病变及甲状腺发育障碍、抗甲状腺药物所致者、甲状腺摄碘障碍所致者吸收率降低。④骨骼X线片示骨龄显著落后于实际年龄。

幼年黏液性水肿一般无呆小症的典型面容,有代谢低下表现如怕冷、少汗、皮肤干粗、轻度黏液性水肿、体温低、心率慢等体征,智力发育可有不同程度的障碍。骨骼发育延迟,体型矮小,但程度不一。实验室检查支持甲状腺功能减退诊断。

6.骨骼疾病所致矮小体型

(1)软骨发育不全:先天性疾病,常有家族史,病因未明。主要为软骨骨化不全或缺乏,但骨膜骨化正常或增加,致四肢长骨不能向长生长,只能向横宽生长,使四肢短而粗,呈侏儒体型,骨端显著膨大,腰椎前凸,臀后凸,串珠肋且肋下缘外翻。可有呆小症面容,皮肤粗厚有皱纹。智力正常,性功能正常。骨骼 X 线检查可见长骨短粗、骨端膨大、骨膜有明显条索,下肢短而弯曲呈弓形等特征。

(2)先天性成骨不全症:主要是骨质发育不良,骨皮质薄、海绵质疏松,骨骼脆弱易骨折及肢体畸形。骨骼发育延缓,青春期后呈矮小体型。有先天性耳聋,巩膜薄呈蓝色。诊断主要参考 X 线检查,有骨质疏松、皮质薄、多发性骨折、骨痂及畸形等。

(3)大骨节病:一种慢性地方病,好发于儿童及青少年。主要病变为管状骨骨骺过早骨化,骨质发育障碍及关节软骨破坏。幼年发病者由于全身骨骼发育过早停止而形成矮小体型。手指关节对称性肿大、屈曲,晚期为短指畸形,关节增粗。双膝关节肿大、畸形呈 O 形腿或 X 形腿。鉴别诊断依据:①病人来自地方病区。②慢性对称性关节增粗、畸形,短指畸形伴身材矮小。③X 线检查早期掌指骨的骨骺线凹凸不平呈波浪状或锯齿状;晚期关节腔变窄、关节面不整齐及关节畸形。

(4)佝偻病性矮小体型:

1)维生素 D 缺乏性佝偻病:由于维生素 D 缺乏致钙、磷代谢失常,骨骼生长发育障碍。多见于婴幼儿,如疾病延续至青春期后可导致矮小体型。临床特点有颅骨软化、方颅畸形、囟门大且关闭延迟,出牙晚,串珠肋、鸡胸或漏斗胸,四肢骨骺端增大,下肢畸形,脊柱后弯或侧弯,骨盆变形等。血钙正常或稍低,血磷低于正常,血碱性磷酸酶增高,血钙磷乘积降低。活动期长骨骨骺端增宽,钙化带消失呈毛刷样、杯口状,骨骺软骨增宽。长骨骨干脱钙,骨质疏松,密度减低,可有骨干弯曲。

2)肾性佝偻病:①各种慢性肾脏病(肾炎、肾盂肾炎、多囊肾等)致肾衰竭时产生高血磷低血钙,致肾性佝偻病,如起病于儿童期可引起生长发育障碍致矮小体型。②慢性肾小管功能障碍,如假性甲状旁腺功能减退症。为先天性疾病,肾小管细胞对甲状旁腺激素无反应,使尿磷排量减少致高血磷低血钙。多见于 10 岁以下儿童。患儿矮小、圆脸、掌骨及指骨短,软骨发育障碍,皮下钙化,发作性搐搦及精神异常等。血磷高、血钙低、碱性磷酸酶正常。血浆甲状旁腺素增高。对甲状旁腺激素治疗无反应。

7.性早熟 性早熟一般指女童8岁以前、男童9岁以前开始性发育者。由于性激素的作用,病初患儿体格发育常超过同龄儿童,但由于骨骺闭合较早,成年后呈矮小体型。

8.Turner 综合征、Noonan 综合征 Turner 综合征又称性腺发育不全综合征,由于卵巢不发育或发育不全所致。病人外表女性,身材矮小,有颈蹼、肘外翻、原发性无月经、第二性征不发育。面貌可较呆板,智力可低下,部分有内脏畸形。青春期后尿中促性腺激素排量增多。染色体核型为 45,XO。口腔或阴道上皮细胞性染色质检查阴性对本病诊断有助。Noonan 综合征又称假性 Turner 综合征,外形与 Turner 综合征相似,但染色体核型正常,尿中促性腺激素不增多。

9.全身性营养或代谢紊乱所致矮小 儿童于青春期前患慢性疾病并引起全身性严重的营养及代谢紊乱时,可致生长发育障碍。儿童常见的各种慢性感染性疾病如结核病、血吸虫病,先天性或获得性心血管病,慢性肝病/慢性肾病、糖尿病等均可致矮小体型。

【身高(长)偏离的治疗】

影响孩子身高的因素主要有遗传基因、生活方式和疾病。遗传基因现在还没有办法改变,但科学健康的生活方式则有利于生长发育。一方面要培养合理的饮食习惯,注意营养,饮食均衡;另一方面多参加体育锻炼,进行合理的家务劳动,增加活动量。如果儿童身高(长)偏离,过于高大或矮小且超出遗传的正常范围,家长应尽快带孩子到医院查明原因,得到确切的诊断,根据引起生长障碍的病因不同,有针对性地进行治疗。尤其是对身材矮小的治疗,治疗原则如下:由于营养不良所致者,应先治疗原发疾病,并合理地喂养。促进食欲,改善饮食。各系统的全身性疾病引起的生长障碍,应治疗原发病。家族性身材矮小和低出生体重儿所致的身材矮小,一般不需要治疗,但应做好解释青春期延迟者进行观察等待骨龄 12 岁以后做绒毛膜促性腺激素刺激试验,以促进青春期的发育。给绒毛膜促性腺激素 1500LT,肌内注射,每周 1 次,共 3 次。如能刺激睾丸分泌睾酮增加,可能促进青春期的发育。精神因素引起的生长落后,应改变生活环境,离开原来的生活环境如去幼儿园、学校或其他去处,使能得到精神上的安慰和生活上的照顾。诊断骨或软骨发育不全或黏多糖病时,目前尚无治疗方法,做好解释工作。用生长激素治疗软骨发育不良近期取得一定效果,但对最终身高的影响有待于进一步观察。甲状腺功能减退时用左旋甲状腺素钠治疗。生长激素缺乏的治疗参见生长激素缺乏症。Turner 综合征、胎儿生长受限等可早期用生长激素治疗,Turner 综合征还可加用蛋白合成制剂、雌激素及雌孕激素周期治疗。

第二节　体重异常

一、蛋白质-能量营养不良

(一)概述

蛋白质-热能营养不良(PEM),简称营养不良,是由于缺乏能量和(或)蛋白质所致的一种营养缺乏症,主要见于 3 岁以下婴幼儿。临床表现体重减轻、皮下脂肪减少或消失、水肿,常有各系统功能紊乱。目前本病在城市已不多见,但在边缘山区和贫穷地区仍然高发。

1.膳食不当　膳食不当可致能量和(或)蛋白质摄入不足,常见于:①母乳不足而未及时添加其他乳品;②奶粉配制过稀;③骤然断奶而未及时添加辅食;④长期以淀粉类食品(粥、奶糕)喂养为主;⑤不良饮食习惯如长期偏食、挑食、过多吃零食或早餐过于简单,学校午餐摄入不足等。

2.疾病诱发 因患病而致长期摄入不足,或消化吸收功能紊乱,或消耗过多,均可诱发 PEM,可见于:①消化系统解剖或功能异常,如唇裂、腭裂、幽门梗阻、迁延性腹泻、过敏性肠炎、肠吸收不良综合征等均可影响食物的摄入、消化和吸收;②急、慢性传染病(如麻疹、伤寒、肝炎、结核)的恢复期、生长发育快速阶段等均因需要量增多而致能量和(或)蛋白质相对缺乏;③糖尿病、急性发热性疾病、甲状腺功能亢进、恶性肿瘤等均可使营养素消耗增多;④先天不足和生理功能低下如多产、早产、双胎等均可引起营养不良。

(二)诊断与鉴别诊断

【临床表现】

1.症状 体重不增是最早出现的症状。皮下脂肪逐渐减少乃至消失。全身各部位皮下脂肪消减顺序为:腹部最先,此后是躯干、臀部、四肢,最后是面颊部。腹部皮下脂肪层厚度是判断营养不良程度的重要指标之一。随着病情的发展,PEM 程度由轻变重,开始仅体重减轻、皮下脂肪变薄、皮肤干燥,但身高无影响,精神状态正常;随后,体重和皮下脂肪进一步减少,身高停止增长,皮肤干燥、苍白,肌肉松弛;病情进一步加重时,体重明显减轻,皮下脂肪消失,额部出现皱纹,状若老人,身高明显低于同龄儿,皮肤苍白、干燥、无弹性,肌肉萎缩,精神萎靡、反应差,体温偏低,食欲低下,常腹泻、便秘交替,脉搏缓慢,心音低钝,血压偏低,呼吸浅表。当肌肉层萎缩形成"皮包骨"时,四肢常易挛缩。部分小儿可因血浆白蛋白明显降低而出现水肿。

2.并发症

(1)营养性贫血:与缺乏铁、叶酸、维生素 B_{12}、蛋白质等造血原料有关。营养性小细胞性贫血最常见。

(2)各种维生素缺乏:常见维生素 A 缺乏,有时也有维生素 B、C、D的不足。

(3)感染:由于免疫功能低下,易患各种感染,如上呼吸道感染、鹅口疮、肺炎、结核病、中耳炎、尿路感染等;特别是婴儿腹泻,常迁延不愈而加重营养不良,形成恶性循环。

(4)自发性低血糖:可突然发生,表现面色灰白、神志不清、脉搏减慢、呼吸暂停、体温不升等,但无抽搐。若不及时诊治,可因呼吸麻痹死亡。

【实验室检查】

1.血清白蛋白　血清白蛋白偏低,30～35g/L 为轻度营养不良,20～30g/L 为中度,<20g/L 为重度。血清白蛋白浓度将是重要改变,但其半衰期较长(19～21 天)故不够灵敏。视黄醇结合蛋白(半衰期 10 小时)、前白蛋白(半衰期 1.9 天)、甲状腺结合前白蛋白(半衰期 2 天)和转铁蛋白(半衰期 3 天)等代谢周期较短的血浆蛋白质具有早期诊断价值。

2.胰岛素样生长因子 1(IGF-1)　不仅反映灵敏且受其他因素影响较小,是诊断蛋白质营养不良的较好指标。

3.营养不良　小儿牛磺酸和必需氨基酸浓度降低,而非必需氨基酸变化不大;血清淀粉酶、脂肪酶、胆碱酯酶、转氨酶、碱性磷酸酶、胰酶和黄嘌呤氧化酶等活力均下降,经治疗后可迅速恢复正常;胆固醇、各种电解质及微量元素浓度皆可下降;生长激素水平升高。

【诊断】

根据小儿的年龄和喂养史,临床有体重下降、皮下脂肪减少、全身各系统功能紊乱及其他营养素缺乏的症状和体征。PEM 的诊断并不困难。轻症易被忽略,需通过定期生长监测和随访才能发现。诊断 PEM 后还应计算热量和营养素的摄入量。详细了解病史,进行必要检查,以进一步作出病因诊断。分型和分度如下:

1.体重低下　体重低于同年龄、同性别均值减 2 个标准差,但高于或等于均值减 3 个标准差者为中度;低于均值减 3 个标准差者为重度。

此项指标主要反映患儿有慢性或急性营养不良。

2.生长迟缓 身长低于同年龄、同性别均值减 2 个标准差,但高于或等于均值减 3 个标准差者为中度;低于均值减 3 个标准差者为重度。此项指标主要反映过去或长期慢性营养不良。

3.消瘦 体重低于同性别、同身高均值减 2 个标准差。但高于或等于均值减 3 个标准差者为中度;低于均值减 3 个标准差者为重度。此项指标主要反映近期、急性营养不良。

(三)治疗决策

【治疗】

营养不良的治疗原则是去除病因、调整饮食、促进消化和治疗并发症。

1.去除病因 如纠正消化道畸形、控制感染、根治各种消耗性疾病等。

2.调整饮食 PEM 患儿的消化道已适应低摄入水平,摄食稍多即可出现消化不良、腹泻,故饮食调整应根据其实际消化能力和病情,逐步增加,不能过于心急。轻度患儿的消化功能和食物耐受能力均接近正常儿,可从每天 250～330kJ/kg 开始,中、重度患儿可参考原来饮食情况,从每天 165～230kJ/kg 开始,逐步少量增加。若消化吸收好,再逐渐加至每天 500～727kJ/kg,并按实际体重计算热能。除乳制品外,可给豆浆、蛋类、肝泥、肉末、鱼粉等高蛋白食物,有条件可加用酶蛋白水解物、氨基酸混合液或要素饮食。蛋白质摄入量从每天 1.5～2.0g/kg 开始,逐步增加到 3.0～4.59g/kg。过早给予高蛋白食物,可引起腹胀和肝大。食物中应富含维生素和微量元素。

3.促进消化 补充 B 族维生素和各种消化酶(胃蛋白酶、胰酶等)以助消化。苯丙酸诺龙是蛋白质同化类固醇制剂,能促进机体对蛋白质的合成,并能增加食欲,每次肌注 0.5～1.0mg/kg,每周 1～2 次,连续2～3 周,用药期间应供给充足的热量和蛋白质。锌制剂可提高味觉敏感度,增加食欲,可每天口服元素锌 $0.5\sim1\mathrm{mg/kg}$ 。

4.治疗并发症　尿路感染、中耳炎、肺炎等应给予足量的杀菌性抗生素。

5.其他　病情严重并伴有明显低蛋白血症或严重贫血者,可考虑输血浆或全血。也可酌情静滴高能量脂肪乳剂、多种氨基酸、葡萄糖等。此外,还应使患儿有充足的睡眠和适当户外活动,并纠正不良饮食习惯,给予良好的护理。

【预防】

本病的预防应采取综合措施。

1.合理喂养　大力提倡母乳喂养,对母乳不足或不宜母乳喂养者应采取合理的部分母乳喂养或人工喂养,及时添加辅食;纠正偏食、挑食、吃零食的不良习惯;小学生早餐要吃饱,午餐要保证供给足够的能量和蛋白质。

2.合理安排生活作息制度　坚持户外活动,保证充足睡眠。

3.防治传染病和先天畸形　按时进行预防接种;对唇裂、腭裂及幽门狭窄等先天畸形患儿应及时手术治疗。

4.推广应用生长发育监测图　定期测量体重,并将所测数值标在生长发育监测图上,若发现体重增长缓慢或不增,应尽早查明原因,及时予以纠正。

(四)常见问题和误区防范

严重营养不良常发生危及生命的并发症,如腹泻时的严重脱水和电解质紊乱、酸中毒、休克、肾衰竭、自发性低血糖、继发感染及维生素A缺乏所致的眼部损害等。需要对因和对症治疗。

(五)热点聚焦

蛋白质-能量营养不良主要是由于能量摄入不足、消耗过多或机体对食物吸收利用差,导致机体不能维持正常的生理代谢,常是多种疾病的基础病或合并症。目前,我国严重的营养不良已经很少见,多继发于某些慢性疾病。但因为食物不耐受、喂养不当或小儿饮食习惯不良,如偏食及挑食等,造成轻至中度的营养不良发病率仍较高,且轻症及早期营养不良症状、体征不典型,易漏诊,必须通过详细询问病史、细致的体格检查以及结合实验室检查进行诊断。目前,一些代谢周期较短的血浆蛋白质,如视黄醇蛋白、前白蛋白、甲状腺结合前白蛋白及转铁蛋白都具有早期诊断价值,胰岛素样生长因子亦是早期诊断营养不良的灵敏指标。一旦出现营养不良,如果不能及时纠正,尤其是在小婴儿,可严重影响患儿的生长、智力发育及免疫功能,易患各种感染性疾病,应引起足够的重视。在积极治疗的同时,应指导家长合理喂养,嘱其定期测量身长、体重等,进行生长发育监控,保证小儿体格和智力发育正常。

二、单纯性肥胖

(一)疾病概述

儿童单纯性肥胖症是与生活方式密切相关,以过度营养、运动不足、行为异常为特征的全身脂肪组织过度增生堆积的一种慢性疾病,排除先天遗传性或代谢性疾病及神经和内分泌疾病引起的继发性病理性肥胖,仅仅是由某种生活行为因素所造成的肥胖。近年来,小儿肥胖症的发生率明显上升,约占 $5\%\sim8\%$。肥胖不仅影响儿童的身体健康,而且对儿童的心理健康也造成损害,大多数儿童肥胖可延续至成人,与糖尿病、高血压、冠心病、胆石症等众多危害健康的疾病密切相关,已引起社会的普遍关注。

病因包括:①不良饮食习惯、营养过剩:肥胖症的主要原因为过食,摄入的热量超过了消耗量,致使剩余的热量转化为脂肪而积聚于体内。肥胖儿童存在着许多易致肥胖的饮食行为特点,如进食速度快、狼吞虎咽、临睡前进食、看电视时进食以及非饥饿状态下因为视觉效应而进食等,爱喝甜饮料及爱吃甜点心也是肥胖儿童的特点之一。众多的不良饮食行为使肥胖儿童每天平均热量摄入量明显高于正常体重儿童。②运动少：目前孩子的学习负担越来越重，加上父母对孩子较高的期望值，在正常学习之外，还要附加没有体力活动的音乐、字画之类的学习，剥夺了孩子室外体力活动，使过剩的热量转变为脂肪组织。再则，城市高层住宅的发展和现代小家庭结构，孩子有了自己的活动房间，也促使孩子室外活动减少。现代科技的发展，使电视、游戏机等静止娱乐活动增加，更减少了孩子的运动，有助于增加脂肪。孩子胖了就不爱运动，不爱运动更容易长脂肪，形成恶性循环。③遗传因素：临床研究和动物实验证明，肥胖小儿往往有家族发病史，如果双亲均肥胖，其子女肥胖发生率可高达70%～80%；双亲之一肥胖，其子代为40%～50%发生肥胖。④社会心理因素：孩子在学业上的超负荷，导致心理压力增加，产生紧张情绪。这会导致孩子过量进食来缓解紧张情绪。

(二)诊断与鉴别诊断

【临床表现】

1.肥胖　任何年龄小儿均可发生肥胖，但最常见于婴儿期、5～6岁和青春前期。外表和同龄儿比较高大肥胖，皮下脂肪分布均匀，面颊、乳部、肩部以及腹部较显著。四肢以大腿、上臂粗壮，手背厚，手指长而尖为特征。严重肥胖者胸腹、臀部及大腿皮肤出现紫纹或白纹，皮肤褶皱加深，局部潮湿易引起炎症、糜烂，有时出现擦诊和黑棘皮症。重度肥胖因体重过重，下肢负荷过度可致膝外翻和扁平足。

2.性发育　男孩因会阴部脂肪堆积将外生殖器遮埋，显得阴茎短小，常被误认为外生殖器发育不良。女孩月经初潮提前，会影响最终成人身高。

3.合并症　可并发高血压、脂肪肝、2型糖尿病、肥胖肺通气不良综合征等疾病。

4.其他　肥胖儿骨龄发育较早，身高略高于同性别同年龄儿。一般认为13～14岁以后除个别发育仍高大外，大部分等于或略低于同性别同年龄健康儿。肥胖儿智力正常,但性格孤僻,有自卑感,不好动。

【实验室检查】

血总胆固醇、三酰甘油、低密度脂蛋白可增高,高密度脂蛋白可降低;空腹血糖一般正常,少数增高或出现糖耐量减低,空腹胰岛素及瘦素水平往往升高;ALT 增高提示可能有脂肪肝;尿 17-羟类固醇较正常高,易误认为 Cushing 综合征,需测定 24 小时尿游离皮质醇予以鉴别,单纯性肥胖儿不升高。

【诊断】

判断儿童肥胖的标准有以下几种:

1.身高别体重法 是世界卫生组织(WHO)建议在儿童中使用的对体脂含量进行诊断与分度的方法,也是国内目前最常用的指标。当小儿体重超过同性别同身高正常儿均值 20% 以上者,此时全身脂肪的含量即超过正常脂肪含量的 15%,以此作为诊断肥胖的界值点。超过 20%~29% 为轻度肥胖,超过 30%~49% 为中度肥胖,超过 50% 为重度肥胖。

2.体质指数(BMI) 是指体重与身高的平方之比(kg/m^2)。由于该指标与体密度法测定的体脂相关性为 0.75~0.8,与血压、血脂、脂蛋白、瘦素浓度及发展为成人肥胖的相关性很强,因此目前被国际上推荐为确定肥胖症的适用指标。WHO 制定的体质指数界限值,即 BMI 在 25.0~29.9 为超重,BMI≥30 为肥胖。我国提出的中国成人 BMI 界限值是 24.0~27.9 为超重,≥28 为肥胖。小儿 BMI 随年龄性别而有差别,评价时需查阅图标,如 BMI 值在第 85 百分位与第 95 百分位之间为超重,超过第 95 百分位为肥胖。

3.直接估计体脂的方法 体内脂肪含量的测定是诊断肥胖的确切方法。常用的方法有磁共振、电子计算机断层扫描、密度测定法、体液比重测定法、生物电阻抗法、双能 X 线吸收法等。

【鉴别诊断】

单纯性肥胖确诊时需与可引起继发性肥胖的疾病鉴别。

1.Prader-Willi 综合征　呈周围型肥胖,身材矮小,智能低下,手脚小,肌张力低,面部特征为杏仁样眼、鱼样嘴、鞍状鼻、内眦赘皮,外生殖器发育不良。本病系染色体 15q11～q13 区域父源等位基因表达异常所致。

2.Laurence-Moon-Biedl 综合征　又称视网膜色素变性-肥胖,多指综合征,也呈周围型肥胖,身材矮小,不同程度的智能低下,视网膜色素退行性改变可致智力减弱、夜盲甚至失明,多指(趾)畸形,性腺功能不全。本病为常染色体隐性遗传。

3.Astrom 综合征　呈中央型肥胖,视网膜色素变性可致失明、神经性耳聋、糖尿病、智能正常,为常染色体隐性遗传。

4.Frohlich 综合征　又称肥胖性生殖无能综合征,常继发于下丘脑及垂体病变,如肿瘤、外伤、炎症等,呈向心性肥胖,体脂主要分布在颈、颏下、乳房、会阴、臀部及下肢,手指、足趾纤细,身材矮小,性发育延迟或不出现。

5.其他内分泌疾病　如生长激素缺乏症、甲状腺功能减退症、肾上腺皮质增生症等也有体脂增多的表现,但均各有其特点,一般易于鉴别。

(三)治疗决策

1.饮食管理

(1)饮食控制:必须建立在保证儿童正常生长发育的基础上。应按不同年龄、身高、体重计算热量,制订出以低热量、高蛋白、低碳水化合物的食谱。蛋白质可按 $2\sim3g/(kg\cdot d)$ 给予,常用的蛋白类食物有瘦肉、鱼、鸡蛋、豆类及豆制品。碳水化合物过多时,可以葡萄糖形式进入机体,刺激胰岛分泌过多的胰岛素,促进脂肪合成,因此要给予低碳水化合物饮食。由于脂肪供给热能特别多,应予以限制。

(2)避免饥饿感:为使食后有饱满感,不使小儿短时间内出现饥饿,可加用蔬菜类,如白菜、卷心菜、菠菜、芹菜等。

(3)热量控制标准:5岁以下每天热量2511.3～3348.4kJ,5～10岁每天热量3348.4～4185.5kJ,10～14岁每天热量4185.5～5022.6kJ。具体供应量可依个别小儿实际情况而定。

(4)合理调整三餐热量比例:早餐占全天总热卡的30%～35%,中餐占40%,晚餐占25%～30%。

2.体育锻炼治疗 限制饮食辅以运动锻炼可提高肥胖治疗的疗效。由于机体的生物节律周期,参加同样的运动,下午与晚间会比上午多消耗20%的能量,在安排活动时应予注意。

3.行为疗法 由行为分析、行为日记、家长会、行为矫正等部分组成。按照个体化原则,每个肥胖儿童各自存在的问题,不脱离其家庭日常生活的基本模式,制订行为治疗方案。

4.药物治疗 美国FDA已批准二甲双胍可用于治疗儿童和青少年的胰岛素抵抗。目前已开始用二甲双胍治疗严重肥胖的儿童和青少年。二甲双胍宜在进餐时服用(剂量:6～8岁0.175g,9～12岁0.25g,12～18岁0.5g,每天2～3次),可抑制食欲,延长胃肠对葡萄糖的吸收,可在较大儿童中试用。

(四)预防

加强宣教。向家长宣传肥胖症并发症的危害及肥胖症的治疗方法,协助家长制定低热量饮食食谱。孕后期母亲体重不要增长过快,新生儿体重≤4kg为宜。大力提倡母乳喂养,辅食添加以满足小儿正常需要为宜,不要过分添加高热量、高脂肪食物,不要过早断奶。养成良好的饮食习惯及饮食行为,不娇惯孩子,及时纠正不吃蔬菜的偏食习惯,睡前不给高热量点心及巧克力、糖果等。养成运动习惯。监测体重、身高,发现超重及早干预。

(五)常见问题和误区防范

5％～30％的肥胖儿童有高血压,注意监测血压。肥胖儿童易出现乳房增大和阴茎包埋在会阴部增多的脂肪中,注意与性早熟和阴茎发育不良相鉴别。婴幼儿肥胖治疗中应以体重增值的减少或不增为目标,而不是减轻体重。应注意家庭共同参与,养成良好的饮食习惯和行为方式。小儿肥胖可成为成年期高血压、糖尿病、冠心病、胆石症、痛风等疾病和猝死的诱因,因此应持积极防治态度。肥胖症可继发于内分泌病代谢病和遗传综合征,患儿呈现各原发病的特点,并可有体脂分布特殊,伴肢体或智能异常,如肾上腺皮质增生症等,需予以鉴别。

(六)热点聚焦

研究发现,青春早期不同体成分女童性发育存在差异,肥胖女童性发育提前。提示肥胖儿童如果肥胖状态持续下去,可能会对青春期的性发育产生影响。性激素除促进和维持男、女性器官和第二性征发育外,还对儿童少年生长突增、蛋白质代谢、骨骼发育产生重要影响。雌激素对生长速度有双向作用,低水平时与升高的睾酮、生长激素共同促进生长,高水平时加速骨骺愈合一致。肥胖儿童体内雌激素水平较健康儿童高,可能会导致骨龄提前,影响终身高。

三、Prader-Willi 综合征

(一)疾病概述

又称肌张力减退-智力减退-性腺功能减退与肥胖综合征,是基因组印迹遗传的典型代表,是由于染色体 15q11～q13 区域父源等位基因表达异常所致。发病率约为 1/25000。其发病机制包括:①父源性15q11～q13 区域缺失(65％～70％);②母源性同源二倍体(20％～30％);③印迹中心突变或缺失(2％～5％);④染色体平衡易位(<1％)。

(二)诊断与鉴别诊断

【临床表现】

1.肌张力低下　生后四肢肌张力低下,四肢无主动运动。

2.喂养困难　婴幼儿期严重肌无力致喂养困难,经常需要鼻饲。

3.特殊面容　双额间距狭窄,杏仁形眼裂,上唇薄,嘴角向下,小下颌。

4.智力低下　多有轻度智力低下,行为异常普遍存在。

5.肥胖　1～4 岁起由于食欲旺盛,嗜睡而导致过度肥胖。

6.生长迟缓　身材矮小,手小和脚小。

7.性腺发育不良　外生殖器小,男性隐睾,小阴茎,女性阴唇、阴蒂发育不良或无阴唇和阴蒂。第二性征发育不良或延迟,促性腺激素水平低。

8.其他　部分病例有糖尿病倾向,头小,癫痫,指(趾)弯曲,并指(趾),白内障,脊柱侧弯等。

以上表现随年龄增长而变化:胎儿期及新生儿期以胎动少、婴儿肌张力低下、哭声弱、喂养困难为主要表现;婴幼儿期患儿生长发育不良,运动语言发育差;儿童期因多食导致肥胖,呈矮胖外观,认知功能损害参差不齐;青春期以肥胖、性腺发育不良、学习困难为特征。由于病人就诊年龄不同,就诊主诉也非常不同,一岁以前经常以肌无力、喂养困难为主诉就诊;婴幼儿期经常以运动发育迟缓(不会行走)或语言发育落后为主诉就诊。

【实验室检查】

临床确诊 PWS 主要依靠甲基化特异性 PCR(MS-PCR),该方法可以确诊 99% 以上的病例,但不能区分具体发病机制。而甲基化特异性多重连接探针依赖的扩增技术(MS-MLPA)能够区分 PWS 父源性 15q11～q13 区域缺失与非缺失两种主要发病机制。

【诊断】

明确诊断需根据 Holm 及 Cassidy 等于 1993 年所提出的诊断标准并结合基因诊断。

Prader-Willi 综合征诊断标准：

主要标准(每项 1 分)：①新生儿和婴儿出现中枢性肌张力低下,吸吮力差,但随年龄增加会逐渐改善。②婴儿期出现喂养困难,常需要特殊喂养工具,体重增长不满意。③12 个月～6 岁期间,体重迅速增加(＞＋2SD);婴儿期特征性面容,长颅,窄脸,杏仁眼,小嘴,薄上唇,口角向下(应含 3 个以上上述特征)。④各年龄段出现相应的性腺功能减退,生殖器官发育不全,男性有阴囊发育不全,隐睾,小阴茎和(或)小睾丸(小于同龄人第 5 百分位),女性有生殖器官缺如或严重发育不良,小阴唇和(或)小阴蒂,若不治疗,15 岁后仍有性腺成熟延迟和不完全,同时有青春期性征发育延迟(男性小性腺、面部或身体毛发少、不变声,女性仍无月经或月经少)。⑤6 岁前患儿整体发育延迟,6 岁以后有轻度-中度的神经发育延迟或学习障碍。⑥摄食过度/强迫摄食;⑦15q11～q13 缺失。

次要标准(每项 0.5 分)：①妊娠期胎动减少,婴儿期无生气或哭声弱小,可随年龄增长有所改善。②特征性行为问题,易怒、猛烈的情感爆发和强迫行为,好争辩、对抗、程序化行为及固执、语言重复、偷窃和撒谎(应含 5 个以上上述特征)。③睡眠紊乱或睡眠呼吸暂停;6 岁时身材仍矮小(无遗传背景,未经生长激素干预者)。④色素减退,与家庭其他成员相比,头发、皮肤颜色较浅。⑤与同龄儿相比手小和(或)足小。⑥上肢尺侧腕部缺乏弧度。⑦眼睛问题,内斜视、近视。⑧唾液黏稠。⑨语言清晰度欠佳。⑩有自损皮肤现象。

支持证据(不计分)：①痛域高;②生病时不易出现呕吐;③婴儿期体温不稳定,年长儿及成年人体温敏感性改变;④脊柱侧弯或后凸;⑤肾上腺皮质功能早现;⑥骨质疏松;⑦智力拼图游戏中显示超常功能;⑧神经肌肉检查正常。

0~3 岁患儿 5 分(主要标准 4 分)即可诊断,>3 岁患儿 8 分(主要标准>5 分)即可诊断。

【鉴别诊断】

本病需要与 Laurence-Moon-Biedl 综合征(肥胖、智力低下、多指或并指、色素性视网膜炎、生殖器发育不全)、Astrom 综合征(肥胖、视网膜退行性变、神经性耳聋及肾脏病变)、肥胖性生殖器发育不良等相鉴别。

(三)治疗决策

由于 Prader-Willi 综合征病人的治疗存在多方面问题,单一的干预治疗未必合理,最好针对不同个体和不同年龄组制订出一系列的治疗方案,以求最佳效果。新生儿期或婴儿期:早期应用大孔眼、少量多次的奶瓶喂养,可解决足够营养摄入问题。幼儿期:早期教育干预及语言治疗可以改善认知发育及语言发育落后。肥胖出现前(肥胖一般出现在 2 岁)可用生长激素治疗。学龄期(青春前期):需要严格控制每天卡路里摄入;人重组生长激素治疗开始剂量:0.5mg/(m² · d)逐渐增至 1mg/(m² · d)可以改善身高及体重,改善生活质量;小剂量利培酮(1~3mg/d,平均 1.6mg/d)可以改善行为问题。

(四)常见问题和误区防范

若发现新生儿中枢性肌张力低下、皮肤色素减退、外生殖器发育异常、特殊面容等表现,要注意 Prader-Willi 综合征,减少误诊和漏诊。

(五)热点聚焦

PWS 的方法有很多,但每种方法都有它的局限性。目前常用的诊断 PWS 的检测方法包括:甲基化特异性 PCR(MS-PCR),荧光原位杂交(FISH),多重连接依赖的探针扩增技术(MS-MLPA),甲基化特异性多重连接探针扩增技术(MS-MLPA),微卫星分型技术(STR),微阵列基因分析(CMA)。其中 MS-PCR 是最常用的诊断 PWS 的方法,诊断率为 99%。但不能区分是哪一种类型。确定哪种类型还需采用 STR 方法,该方法可区别缺失型(65%~75%)和 mUPD 型(20%~30%),如果还不能确认以上两种亚型,还可以用 CMA/MLPA 及基因测序方法确认是否为印记基因缺陷(1%~3%)。最近两年,又发现了 MS-MLPA 方法,该方法不仅可以确诊 1%~3% 的 PWS,还可以直接进行缺失型诊断。

第二章　营养不良性疾病

第一节　维生素 D 缺乏性佝偻病

【概述】

维生素 D 是一组脂溶性类固醇衍生物,主要为 $VitD_3$(胆骨化醇)和 $VitD_2$(麦角骨化醇),皮肤中的 7-脱氢胆同醇经紫外线照射激发后可转变成 $VitD_3$。阳光照射产生的 VitD 与来自食物的维生素 D 均与血液中的 VitD 结合蛋白结合而转运到肝脏,并羟化成 $25\text{-}(OH)D$,$25\text{-}(OH)D$ 是 VitD 在血液循环中的主要形式,可在肾脏以及其他组织中,再次羟化为 $1,25\text{-}(OH)_2D$。$1,25\text{-}(OH)_2D$ 是 VitD 的活性形式。

VitD 的主要功能是维持人体内钙的代谢平衡以及骨骼形成。此外,由于 VitD 受体广泛分布于人体各组织系统,VitD 活性形式 $1,25\text{-}(OH)_2D$ 具有激素样作用。VitD 具有广泛的生理作用,是维持人体健康、细胞生长和发育必不可少的物质,如影响免疫、神经、生殖、内分泌、上皮及毛发生长等。

维生素缺乏性佝偻病(简称佝偻病)为缺乏 VitD 引起体内钙磷代谢异常,导致生长期的骨组织矿化不全,产生以骨骼病变为特征的与生活方式密切相关的全身性慢性营养性疾病,是 VitD 缺乏发展最为严重的阶段。

据估计,全世界大约 $30\%\sim50\%$ 的儿童和成人的血清 $25\text{-}(OH)D$ $<50nmol/L(20ng/ml)$。我国目前尚缺少较大样本的人群血清 $25\text{-}(OH)D$ 水平的调查资料。

【诊断】

VitD 缺乏及佝偻病根据病因（危险因素）、临床表现、实验室检查和影像学检查明确诊断。

【病因】

缺乏阳光照射是造成儿童 VitD 缺乏的最主要高危因素。日光紫外线不能通过普通玻璃，婴幼儿室外活动少，VitD 生成不足；高大建筑物阻挡日光照射，大气污染（如烟雾、尘埃）可吸收部分紫外线；冬季日光照射减少，影响皮肤合成 VitD。其他如皮肤颜色深、衣物遮盖等，都限制了由阳光照射产生足量 VitD。

VitD 缺乏与饮食也有重要关系。乳类（包括人乳、牛乳、羊乳等）、禽蛋黄、肉类等含量较少；鱼类仅有部分海鱼（如鲨鱼）的肝脏 VitD 含量较丰富；谷类、蔬菜、水果中几乎不含。强调单纯母乳喂养儿，由于母乳 VitD 含量低，纯母乳喂养较强化 VitD 配方奶喂养婴儿更容易出现 VitD 缺乏。

胎儿期贮存不足：胎儿通过胎盘从母体获得 VitD 贮存于体内，满足生后一段时间需要，母孕期 VitD 缺乏的婴儿、早产/低生体重、双胎/多胎是造成胎儿 VitD 储存不足，致使婴儿出生早期 VitD 缺乏或不足的重要因素。

此外，胃肠功能异常或吸收不良，如乳糜泻、囊性纤维化、胆道阻塞等使 VitD 吸收不良，而慢性肝脏疾病以及利福平、异烟肼、抗癫痫等药物，则使 25-(OH)D 合成减少而降解增加，也是造成血清 25-(OH)D 水平下降的重要因素。

【临床表现】

VitD 不足、轻度 VitD 缺乏以及佝偻病早期，可无特异性临床表现，但也可出现低钙抽搐、生长损害、昏睡、易激惹，少数患儿可能表现为骨折风险增加、肌肉疼痛等。

VitD 缺乏导致免疫功能异常，急性感染易感性增加。而且 VitD

缺乏降低长期潜伏疾病阈值,导致糖尿病、自身免疫性疾病(多发性硬化、类风湿关节炎、系统性红斑狼疮)、神经肌肉疾病、肾脏疾病、皮肤病(牛皮癣)、肿瘤(白血病、结肠癌、前列腺癌和乳腺癌等)、心血管疾病(高血压、动脉粥样硬化、冠心病等)等易感性增加。

佝偻病是 VitD 缺乏极端范例,佝偻病发病高峰在 3～18 个月龄,佝偻病临床表现包括一般非特异性症状、骨骼特征性改变和其他系统改变。依病变程度分为早期、活动期、恢复期和后遗症期。

1.早期　多为 2～3 月龄婴儿。可有多汗、易激惹、睡眠不安等非特异性神经精神症状。此期常无骨骼病变。血钙、血磷正常或稍低,碱性磷酸酶(AKP)正常或稍高,血 25-(OH)D 降低,1,25-(OH)$_2$D 正常或稍高。骨 X 线片长骨干骺端无异常或见临时钙化带模糊变薄、干骺端稍增宽。

2.活动期　骨骼体征:<6 个月龄婴儿,可见颅骨软化体征(乒乓感);>6 个月龄婴儿,可见方颅、手(足)镯、肋串珠、肋软骨沟、鸡胸、O 型腿、X 形腿等体征。血钙正常低值或降低,血磷明显下降,血 AKP 增高。血 25-(OH)D、1,25-(OH)$_2$D 显著降低。骨 X 线片长骨干骺端临时钙化带消失,干骺端增宽,呈毛刷状或杯口状,骨骺软骨盘加宽 >2mm。

3.恢复期　早期或活动期患儿经日光照射或治疗后症状消失,体征逐渐减轻或恢复。血钙、血磷、AKP、25-(OH)D、1,25-(OH)$_2$D 逐渐恢复正常。骨 X 线片长骨干骺端临时钙化带重现、增宽、密度增加,骨骺软骨盘<2mm。

4.后遗症期　多见于 3 岁以后的儿童,因婴幼儿期严重佝偻病,残留不同程度的骨骼畸形。无任何临床症状,骨 X 线及血生化检查正常。

必须注意的是佝偻病的非特异性症状如多汗、易激惹、睡眠不安、枕秃等,很难同生理现象区别,仅作为早期诊断的参考依据,不能作为诊断的主要依据。乳牙萌出延迟(12～13 个月龄后)、前囟闭合延迟(24

个月龄后)不是佝偻病的特异体征,部分体征如方颅、鸡胸有一定主观性;下肢弯曲应与生理性弯曲相鉴别(依据病史、骨 X 线片与血生化等资料)。

【实验室检查】

血清(浆)25-(OH)D 是胆固化醇和麦角骨化醇经肝脏 25-羟化酶作用后的衍生物。血中浓度高、稳定、半衰期较长,是合成 1,25-(OH)$_2$D 的前体,血中浓度是反映机体 VitD 代谢的重要指标,也是反映 VitD 营养状况的最佳指标。

对于血 25-(OH)D 理想水平尚有争议,一般认为血 25-(OH)D 水平大于 50nmol/L 能预防继发性高 PTH 血症和碱性磷酸酶水平升高。目前建议儿童血 25-(OH)D 的适宜浓度为＞50nmol/L(20ng/ml);介于 37.5～50nmol/L(15～20ng/ml)之间为 VitD 不足;≤37.5nmol/L(15ng/ml)为 VitD 缺乏;≤12.5nmol/L(5ng/ml)则为 VitD 严重缺乏。目前成人建议血 25-(OH)D＜50nmol/L(20ng/ml)为 VitD 缺乏,介于 50～80nmol/L(20～32ng/ml)之间为 VitD 不足。

血清钙、磷、碱性磷酸酶(AKP)的活性受多种因素影响,儿童血 AKP 水平较成年人高;机体缺锌、缺铁时血 AKP 下降,肝胆疾病时血 AKP 升高,佝偻病早期多伴有缺锌和缺铁,致血 AKP 下降;而软骨钙化障碍并继续增殖致 AKP 增多。因此,血清钙、磷、AKP 测定对早期佝偻病的诊断价值不大。

骨碱性磷酸酶(BAP)影响因素较多,如气候、季节、年龄、喂养方式、小儿出生情况、孕妇妊娠因素等;而且 BAP 是半定量检测方法,阳性诊断价值尚不清楚,质量控制存在一定问题,国外文献未见将 BAP 作为佝偻病的诊断指标的报道,且国内尚没有充足的文献依据证明 BAP 在佝偻病中的诊断价值,暂不将 BAP 列入小儿佝偻病早期筛查指标。

【影像学检查】

长骨骨骺端佝偻病的 X 线改变对于佝偻病的诊断始终具有决定意义,但是骨骼钙丢失 30％以上才能在 X 线片有所表现。目前小儿佝偻病多处于早期,症状体征并不十分典型,其病理变化主要在软骨基质钙化不足和骨样组织不能钙化,X 线多不能反映佝偻病的早期状态。

【鉴别诊断】

佝偻病不是一种单纯营养性疾病,而是一个综合征。佝偻病并非只有 VitD 缺乏,VitD 缺乏不能同佝偻病等同。影响 25-(OH)D 水平的因素很多,不能简单将血 25-(OH)D 水平降低与佝偻病等同起来。佝偻病容易与抗 VitD 佝偻病、脑瘫、发育落后等混淆,需引起临床重视。而且应用 VitD 治疗无效时应考虑其他疾病的可能,切忌盲目加大 VitD 用量。

VitD 缺乏性佝偻病需与其他非 VitD 缺乏性佝偻病(如肾性骨营养障碍、肾小管性酸中毒、低血磷抗 VitD 性佝偻病、范可尼综合征等)、内分泌、骨代谢性疾病(如甲状腺功能减退、软骨发育不全、黏多糖病)等鉴别。

儿童患慢性腹泻或肝胆、胰腺疾病或服用抗癫痫药物可影响 VitD 在体内的吸收、代谢、羟化,导致继发性 VitD 缺乏,亦需鉴别。

【治疗】

1.维生素 D 缺乏的治疗　儿童轻度 VitD 缺乏及不足时,可给予双倍剂量的 VitD 补充剂,即 800IU/d,持续治疗 3～4 个月,然后恢复 400IU/d 的常规补充剂量;

2.维生素 D 缺乏性佝偻病的治疗　治疗目的为防止骨骼畸形,治疗原则以口服为主。VitD 制剂选择,剂量大小、疗程长短、单次或多次、途径(口服或肌注)应根据患儿具体情况而定,强调个体化。

剂量为 2000～4000IU/d($50～100\mu g/d$),1 个月后改 400IU/d($10\mu g/d$)。

口服困难或腹泻等影响吸收时,可采用大剂量突击疗法,VitD 15万～30 万 IU 或者每次 3.75～7.5mg,肌注,3 个月后 VitD 400IU/d (10μg/d)。1 个月后随访,如症状、体征、实验室检查均无改善时应考虑其他疾病,同时也应避免高钙血症、高钙尿症及 VitD 过量。

肌注给药方法不宜应用于新生儿和小婴儿,因其没有足够的脂肪储存 VitD,而且肌层薄、血管多,VitD 油剂注射于局部后,由于吸收差,可导致局部肌纤维损伤出血。

3.其他治疗

(1)钙剂补充:乳类是婴儿钙营养的优质来源,一般佝偻病治疗可不补钙。如有钙缺乏高危因素,骨量发育不良,可考虑补充钙剂。

(2)微量营养素补充:应注意其他多种维生素的摄入。

(3)外科手术:严重骨骼畸形可外科手术矫形。

【预防】

维生素 D 缺乏及维生素 D 缺乏性佝偻病的发生与不良的生活方式密切相关。因此,只要作好科学育儿和卫生保健知识宣传,开展系统保健管理,采取综合防治措施,维生素 D 缺乏及佝偻病是完全可以预防和控制的。维生素 D 缺乏及佝偻病的预防应从孕前、孕期开始,以 1 岁以内婴儿为重点对象,并应系统管理到 3 岁。即做到"抓早、抓小、抓彻底"。

1.综合防治措施　特别强调 VitD 缺乏儿父母及看护人参与的重要性。利用各种宣传形式,向群众广泛宣传科学育儿和佝偻病防治卫生知识,克服不良育儿习惯,指导家长参与自我保健。

2.系统管理　通过妇幼保健网对孕妇、新生儿、婴幼儿开展保健管理,定期访视并按计划进行 VitD 缺乏及佝偻病防治监测。

3.加强护理　指导家长做好儿童生活和卫生护理,定期进行预防接种,积极预防上呼吸道感染、肺炎、腹泻、贫血等急慢性疾病。合理喂养、平衡膳食、改变偏食等不良习惯对于预防 VitD 缺乏及佝偻病也是非常重要的。

4.母亲孕期预防 孕妇应经常户外活动,进食富含钙、磷的食物。妊娠后期为秋冬季的妇女宜适当补充 VitD 400～1000IU/d(10～25μg/d)。如有条件,孕妇在妊娠后 3 个月应监测血 25-(OH)D 浓度,存在明显 VitD 缺乏,应补充 VitD 3000～5000IU/d(75～125μg/d),维持 25-(OH)D 水平达正常范围。如用 VitAD 制剂应避免 VitA 中毒,VitA 摄入<1 万 IU/d。

5.婴幼儿预防

(1)户外活动:指导家长带婴儿尽早户外活动,逐渐达 1～2h/d,尽量暴露婴儿身体部位如头面部、手足等。不主张日光浴及人工紫外线疗法,以防皮肤损伤,特别是 6 个月以下婴儿。

(2)VitD 补充:婴儿(包括纯母乳喂养儿)出生数天后即可给予 400IU/d(10μg/d)的 VitD 补充剂,并推荐长期补充,直至儿童和青少年期。

VitD 补充量应包括食物、日光照射、VitD 制剂、VitD 强化食品中的 VitD 含量,如婴儿每天摄入 500ml 配方奶,可摄取 VitD 约 200IU(5μg),加之适当的户外活动,可不必另外补充 VitD 制剂。

(3)高危人群补充:早产儿、低出生体重儿、双胎儿生后即应补充 VitD 800～1000IU/d(20～25μg/d),3 个月后改 400IU/d(10μg/d)。

美国医学会建议婴儿 VitD 的可耐受最大摄入量(UL)为 1000IU/d,而 1 岁以上儿童及成人为 2000IU/d。

附:钙缺乏

【概述】

钙是人体内含量最丰富的矿物元素,足量钙摄入对维持儿童、青少年正常的骨矿物含量、骨密度,达到高骨量峰值,减少骨折和老年期骨质疏松风险至关重要。此外,钙离子还参与人体内多种生理功能,如血液凝固,维持心脏、肌肉、神经正常兴奋性,信号传导以及膜的通透性等。研究表明,人体钙缺乏增加各种慢性代谢性疾病的风险,如骨质疏松症、高血压、肿瘤、糖尿病等。

我国居民膳食钙摄入普遍偏低,其中11~13岁青少年膳食钙摄入达到中国居民膳食营养素参考摄入量中钙适宜摄入量(AI)的比例最低。而美国的调查数据也显示,人群膳食钙摄入达到AI的比例也以8~19岁儿童青少年最低。

【诊断】

钙缺乏诊断可依据高危因素、临床表现、实验室检查以及骨矿物质检测结果等综合判断。其中,骨矿物质检测是比较客观准确的指标,但在儿童中实施困难。

1.高危因素　长期膳食钙摄入不足以及VitD不足或缺乏致使肠道钙吸收不良,是导致钙缺乏的主要原因。

2岁以下婴幼儿、青春期少年,因生长快速,骨量迅速增加,对钙的需要量相对较高,是钙缺乏的高危人群。其中,婴儿期是一生中骨钙沉积比例相对最高的时期;而在3~4年的青春快速生长期间,青春期少年共获得约40%的其成人期的骨量。女孩在12.5岁、男孩在14.0岁时,骨骼钙的沉积速率达到峰值。

母乳钙磷比例合适,吸收率高,但母乳中VitD含量低。母乳喂养而未足量补充VitD,则因VitD缺乏而间接造成婴儿钙缺乏。

母亲妊娠期钙和(或)VitD摄入不足、早产/低出生体重、双胎/多胎等,致使胎儿期钙储存不足,造成婴儿出生早期钙缺乏。

母乳不足及离断母乳后未用配方奶或其他奶制晶替代,儿童、青少年膳食中缺乏奶类等高钙食物,则是导致儿童钙缺乏的重要因素。大量果汁及碳酸饮料因挤占奶类摄入而影响钙摄入。

患腹泻、胃肠道疾病时,肠道钙吸收利用不良,亦易引起钙缺乏。

VitD 不足或缺乏,以及患肝脏、肾脏疾病而影响 VitD 活性,也是造成钙缺乏的重要因素。

2.临床表现 儿童钙缺乏常无明显的临床症状与体征。少数患儿可出现生长痛、关节痛、心悸、失眠等非特异症状。严重钙缺乏导致骨矿化障碍,出现佝偻病临床表现。

新生儿期可因暂时性甲状旁腺功能不足和钙缺乏而导致低钙血症,致使神经肌肉兴奋性增高,出现手足搐搦、喉痉挛,甚至全身性惊厥。

3.实验室检查 血钙水平不能用于判断人体钙营养状况。正常情况下,人体血钙水平受到严格调控,只有在极度钙缺乏或短期大量摄入钙时,血钙水平才略有下降或上升。

低钙血症是由甲状旁腺功能减退或异常、VitD 严重缺乏等引起的钙代谢异常,而非人体内钙的缺乏。

尿钙在健康成人中与钙摄入量相关,但在处于快速生长期的儿童中两者并不相关,其临床应用价值有待证实。发钙的临床应用价值也有待证实。

其他骨代谢生化标志,如骨碱性磷酸酶、交联 N-端肽 I 型胶原(NTX)、骨钙素等,目前只用于研究目的,其临床应用价值有待证实。

4.骨矿物质检测 双能 X 线吸收法(DXA)测定骨矿物质含量(BMC)和骨密度(BMD),具有快速、准确、放射性低以及高度可重复等优点,被认为是评估人体骨矿物质含量而间接反映人体钙营养状况的最理想指标,但该检测价格昂贵,而且尚缺少儿童的正常参考数据。

定量超声骨强度检测具有价廉、便携、无放射性等优点,在临床应用逐渐增加,但其结果同时也受骨骼弹性、结构等影响,其临床价值有待证实。

【预防】

鼓励母乳喂养,并强调预防性补充 VitD 400IU/d(10μg/d)。

母乳是婴儿钙的优质来源。当 VitD 水平适宜时，母乳及配方奶中的钙足以满足正常足月婴儿的需要，不必额外补充。

早产/低出生体重、双胎/多胎婴儿需额外补充钙，可采用母乳强化剂、特殊早产儿配方奶，或额外增加 VitD 与钙补充剂（详见附录"早产/低出生体重儿喂养建议"）。

当 VitD 水平保持适宜时，青春期前儿童每天摄入 500ml 牛奶或相当量的奶制品大致可满足其钙的需要。而青春期少年则需要每天摄入 750ml 牛奶，才能满足其快速生长对钙的需要。大豆及制品、绿色蔬菜以及钙强化的食品可作为钙的补充来源。

当存在 VitD 缺乏高危因素时，强调预防性补充 VitD 以预防钙缺乏。

【治疗】

调整膳食，增加膳食钙的摄入。积极查找导致钙缺乏的高危因素及基础疾病，并采取有效干预措施。

钙补充剂量以补足食物摄入不足部分为宜。只有在无法从食物中摄入足量钙时，才适量使用钙补充剂。

儿童钙缺乏并伴有 VitD 缺乏高危因素时，应同时补充 VitD。此外，儿童钙缺乏还常与其他微量营养素，如镁、磷以及维生素 A、C、K 缺乏等并存，在补充钙的同时应注意补充其他相关微量营养素。

第二节　铁缺乏症

一、概述

铁是人体必需微量元素之一，是人体含量最多最易缺乏的一种。铁缺乏症（ID）是世界卫生组织（WHO）和联合国儿童基金会

(UNICEF)确定的世界性营养缺乏病之一。它包括铁减少期(ID)、红细胞生成缺铁期(IDE)和缺铁性贫血(IDA)3个发展阶段,各阶段具有不同的铁代谢特点。

铁减少期仅机体储存铁水平降低,但红细胞造血并不受到影响,临床上无贫血。IDE由于储存铁进一步降低或耗竭,血清转铁蛋白饱和度降低,血清铁转运至骨髓幼红细胞参与Hb合成减少,红细胞游离原卟啉(FEP)水平增高,但临床仍无贫血。铁减少期和红细胞生成缺铁期因此也被统称为"不伴贫血的铁缺乏症",为简便起见,将此二期统一命名为"缺铁"。IDA是由于体内铁缺乏,最终导致血红蛋白(Hb)合成减少所致的一类贫血,红细胞呈小细胞低色素性改变,具有血清铁蛋白、血清铁和转铁蛋白饱和度降低、总铁结合力增高等铁代谢异常的特点,是ID发展最为严重的阶段。

体内铁缺乏可导致乏力、头晕、面色苍白;体格发育和智力发育障碍,注意力不集中,记忆力下降;活动耐力降低;免疫力下降、易发生感染性疾病;食欲下降;皮肤和指甲缺乏光泽等等表现。铁缺乏还可增加铅中毒几率。

【病因】

导致儿童ID的原因如下:

1.先天储铁不足 妊娠期孕母的铁逆浓度梯度跨胎盘主动转运至胎儿。尤其在妊娠晚期母胎铁转运量最大。因此,早产、双胎或多胎、胎儿失血和孕母严重缺铁均可导致胎儿先天储铁减少。另一方面,孕母孕早期IDA与早产和低出生体重密切相关,而孕期补铁有可能降低早产和低出生体重儿发生率。

2.铁摄入量不足 母乳尽管铁吸收率高,但含铁量低;长期单纯母乳喂养而未及时添加富含铁的食物,或未使用铁强化配方乳是儿童ID的重要原因。其他如婴幼儿喂养不当、挑食偏食、营养不良、经济状况不良等因素,影响和限制了含铁丰富食物的摄入。

3.铁的生物利用率低　　肠道铁吸收障碍,膳食中的非血红素铁含量和吸收率较低,而血红素铁吸收率相对较高。如动物血、肉类和肝脏、鱼肉等食物内血红素铁的吸收率分别为:25％、22％和11％。非血红素铁吸收率较低,一般为3％～5％,不超过10％,吸收过程还受到各种膳食因素的影响,如各种植酸盐、草酸盐;膳食纤维;酚类化合物(茶叶、咖啡)、胃酸等与二价铁离子结合后影响吸收。

4.生长发育旺盛,机体对铁需要量增加　　儿童生长发育迅速时期(婴儿期)、双胎、低出生体重儿等对铁的需要量增加,容易造成缺乏。生长率越快,铁的需要量越大,每增加1kg体重,约需增加铁35～45mg,足月儿第一年需补充外源铁200mg,低出生体重儿约需补充铁280～350mg,因此,婴儿期尤其是低出生体重儿更容易发生ID。

5.铁丢失增多　　体内任何部位的长期慢性失血均可导致缺铁,临床最常见各种原因所致消化道出血和青春期女孩月经增多。

6.早期检测指标缺乏　　由于早期检测指标缺乏使相当数量隐性铁缺乏患儿未及时发现和纠正、治疗,可进一步加重为缺铁性贫血。

【发病机制】

铁在骨髓造血组织的幼红细胞内与原卟啉、珠蛋白结合生成血红蛋白,同时参与构成肌红蛋白、细胞色素及系列呼吸酶的主要成分,承担氧与二氧化碳的转运、交换和细胞呼吸过程,在生物氧化过程中起重要作用。铁缺乏时既影响血红蛋白合成,也影响细胞和组织内含铁酶和铁依赖酶的活性,如细胞色素C、细胞色素C氧化酶、过氧化物酶、过氧化氢酶等以及细胞色素C还原酶、NADH脱氢酶、黄嘌呤氧化酶、琥珀酸脱氢酶等。

铁在血红蛋白的合成、保障脑组织的氧化、神经系统能量产生、神经物质传导及髓鞘磷脂的合成中发挥了重要作用;铁缺乏则携氧能力降低。研究发现脐带血铁浓度较低的胎儿在母体内具有铁缺乏的危险,其儿童期的智商(IQ)也较低。

【流行病学】

铁缺乏是全世界最常见的营养缺乏性疾病,世界卫生组织估计全球有 20 亿人群患有铁缺乏症(每 3 个儿童中就有一名。≤2 岁儿童有 2.93 亿患贫血)。如果铁缺乏发生在生长发育的快速增长时期如 6～24 个月的婴幼儿期、青春期和孕期,则危险性最高。

我国儿童 ID 患病率仍显著高于发达国家。20 世纪 80 年代初,我国 16 个省市流行病学调查表明,6 个月～7 岁儿童营养性贫血总患病率高达 43%,其中多数为 IDA。2000～2001 年"中国儿童铁缺乏症流行病学的调查研究"发现我国 7 个月～7 岁儿童 ID 总患病率 40.3%, IDA 患病率 7.8%。尽管 IDA 患病率已显著降低,但缺铁(不伴贫血的 ID)仍很严重,其中婴儿缺铁和 IDA 患病率分别为 44.7% 和 20.5%,显著高于幼儿和学龄前儿童,而农村儿童 IDA 总患病率为 12.3%,显著高于城市儿童(5.6%)。

二、诊断与鉴别诊断

【诊断】

(一)缺铁诊断标准

1.具有导致缺铁的危险因素,如喂养不当、生长发育过快、胃肠疾病和慢性失血等。

2.血清铁蛋白 < 15/L,伴或不伴血清转铁蛋白饱和度降低 (<15%)。

3.Hb 正常,且外周血成熟红细胞形态正常。

(二)IDA 诊断标准

1.Hb 降低　符合 WHO 儿童贫血诊断标准,即 6 个月～6 岁< 110g/L;6～14 岁<120g/L。由于海拔高度对 Hb 值的影响,海拔每升高 1000m,Hb 上升约 4%。

2.外周血红细胞呈小细胞低色素性改变　平均红细胞容积(MCV)
<80fl,平均红细胞血红蛋白含量(MCH)<27pg,平均红细胞血红蛋白
浓度(MCHC)<310g/L。

3.具有明确的缺铁原因　如铁供给不足、吸收障碍、需求增多或慢
性失血等。

4.铁剂治疗有效　铁剂治疗4周后Hb应上升20g/L以上。

5.铁代谢检查指标符合IDA诊断标准　下述4项中至少满足两
项,但应注意血清铁和转铁蛋白饱和度易受感染和进食等因素影响,并
存在一定程度的昼夜变化。

(1)血清铁蛋白(SF)降低(<15μg/L),建议最好同时检测血清
CRP,尽可能排除感染和炎症对血清铁蛋白水平的影响。

(2)血清铁(SI)<10.7μmol/L(60μg/dl)。

(3)总铁结合力(TIBC)>62.7μmol/L(350μg/dl)。

(4)转铁蛋白饱和度(TS)<15%。

6.骨髓穿刺涂片和铁染色　骨髓可染色铁显著减少甚至消失、骨
髓细胞外铁明显减少(0~+)(正常值:+~+++)、铁粒幼细胞比例
<15%仍被认为是诊断IDA的"金标准";但由于为侵入性检查,一般情
况下不需要进行该项检查。对于诊断困难,或诊断后铁剂治疗效果不
理想的患儿,有条件的单位可以考虑进行,以明确或排除诊断。

7.排除其他小细胞低色素性贫血　尤其应与轻型地中海贫血鉴
别,注意鉴别慢性病贫血、肺含铁血黄素沉着症等。

凡符合上述诊断标准中的第1和第2项,即存在小细胞低色素性
贫血者,结合病史和相关检查排除其他小细胞低色素性贫血,可拟诊为
IDA。如铁代谢检查指标同时符合IDA诊断标准,则可确诊为IDA。
基层单位如无相关实验室检查条件可直接开始诊断性治疗,铁剂治疗
有效可诊断为IDA。骨髓穿刺涂片和铁染色为侵入性检查,不作为
IDA常规诊断手段,在诊断困难和治疗无效情况时可考虑进行。

【鉴别诊断】

1.铁粒幼红细胞贫血　简称 SA,是一组铁利用障碍性疾病。特征为骨髓中出现大量环状铁粒幼红细胞,组织铁储量过多和外周血呈小细胞低色素性贫血。铁大量沉积于各组织内,影响各组织器官功能。显示低色素性贫血,可见幼红细胞,网织红细胞正常或轻度升高,白细胞和血小板正常;骨髓增生明显活跃,红细胞形态有异,并出现环状铁粒幼红细胞>15%,血清铁、铁蛋白饱和度、血浆铁转换率及红细胞游离原卟啉增高,血浆铁结合力,铁利用率降低。

2.铅中毒性贫血　属轻度低色素性小细胞型贫血,红细胞寿命缩短,血清铁水平正常或稍增加。游离红细胞原卟啉(FEP)和红细胞锌原卟啉(ZPP)增高。尿铅:能反映近期铅接触和体内铅吸收量,血铅是诊断铅中毒的较好指标。

3.肺含铁血黄素沉着症　发病年龄主要在儿童期,典型表现为发热、咳嗽、咯血及贫血。家长多以贫血咳嗽为主诉带患儿就诊,误诊率高。多年反复发作造成肺纤维化,影响呼吸功能,乏氧发绀常见,并可导致肺源性心脏病。实验室检查有不同程度小细胞低色素性贫血,以中度贫血者多见。血清铁蛋白降低。间接胆红素增高。少数 Coombs 试验可以阳性。痰涂片普鲁士蓝染色可见细胞内有蓝色含铁血黄素颗粒,据此可明确诊断。X 线检查肺纹理增重、肺纤维化、肺气肿等可帮助诊断。

4.蛋白生成障碍性贫血　珠蛋白生成障碍性贫血(又称地中海贫血)是由于血红蛋白的珠蛋白肽链合成障碍或速率降低,血红蛋白产量减少所引起的一组遗传性溶血性贫血。由于珠蛋白基因畸变的多样性,本组疾病不仅有多种类型,而且临床表现不一,轻者终生无症状,重者胎死宫内或早年夭亡,中间型则介于两者之间。幼年发生溶血性贫血、肝脾大、骨骼改变是本病的主要临床表现;红细胞呈小细胞低色素性和形态异常,血红蛋白电泳出现异常条带或 HbF 异常增高,是本病的主要实验室常规检查发现。

5.急性白血病　发病时均有贫血,但轻重不一。伴有出血症状,如皮肤瘀点、瘀斑、牙龈出血,鼻出血为常见,严重者可有内脏出血,如便血、尿血、咯血及颅内出血。发热是急性白血病常见的症状之一,肝、脾、淋巴结肿大,骨关节疼痛为常见之表现,胸骨压痛对白血病诊断有一定价值。骨髓穿刺检查是诊断急性白血病的重要方法。

三、治疗决策

(一)缺铁和 IDA 的治疗

1.一般治疗　加强护理,避免感染,合理喂养,给予富含铁的食物,注意休息。

2.病因治疗　尽可能查找导致缺铁的原因和基础疾病,并采取相应措施去除病因。如纠正厌食和偏食等不良饮食行为习惯、治疗慢性失血疾病等。

3.铁剂治疗　尽量给予铁剂口服治疗。

(1)在不能进行铁代谢检测的基层医疗单位,如患儿符合贫血诊断标准,红细胞形态呈典型小细胞低色素性改变,并具有引起 IDA 的明确原因,可拟诊为 IDA,开始诊断性补铁治疗。在有条件的医疗单位,应尽可能开展铁代谢指标检查明确诊断。

(2)口服铁剂治疗:应采用亚铁制剂口服补铁,利于铁的吸收。多种亚铁制剂可供选择,应根据供应等情况决定采用何种制剂,但应按元素铁计算补铁剂量,可同时口服维生素 C 促进铁吸收。应在 Hb 正常后继续补铁 2 个月,恢复机体储存铁水平。必要时可同时补充其他维生素和微量元素,如叶酸和维生素 B_{12}。

(二)疗效标准

补铁 3～4 天后网织红细胞开始升高,7～10 天达高峰,2～3 周后降至正常。补铁 2 周后血红蛋白量开始上升,4 周后 Hb 应上升 20g/L 以上。

补铁后如未出现预期的治疗效果,应考虑诊断是否正确,患儿是否按医嘱服药,是否存在影响铁吸收或导致铁继续丢失的原因,应进一步检查或转专科诊治。

(三)预防

1.健康教育　指导合理喂养和饮食搭配。

2.孕期预防　加强营养,摄入富铁食物。从妊娠第 3 个月开始,按元素铁 60mg/d 口服补铁,必要时可延续至产后;同时补充小剂量叶酸(400μg/d)及其他维生素和矿物质。

3.早产儿和低出生体重儿　提倡母乳喂养。纯母乳喂养者应从 2～4 周龄开始补铁,剂量 1～2mg/(kg·d)元素铁,直至 1 周岁。不能母乳喂养的婴儿人工喂养者应采用铁强化配方乳,一般无需额外补铁。牛乳含铁量和吸收率低,1 岁以内不宜采用单纯牛乳喂养。

4.足月儿　由于母乳铁生物利用度高,应尽量母乳喂养 4～6 个月;此后如继续纯母乳喂养,应及时添加富含铁的食物;必要时可按每天剂量 1mg/kg 元素铁补铁。未采用母乳喂养、母乳喂养后改为混合部分母乳喂养或不能母乳喂养的人工喂养婴儿,应采用铁强化配方乳,并及时添加富含铁的食物。1 岁以内应尽量避免单纯牛乳喂养。

5.幼儿　注意食物的均衡和营养,纠正厌食和偏食等不良习惯;鼓励进食蔬菜和水果,促进肠道铁吸收;尽量采用铁强化配方乳,不建议单纯牛乳喂养。

6.青春期儿童　青春期儿童,尤其是女孩往往由于偏食厌食和月经增多等原因易于发生缺铁甚至 IDA;应注重青春期心理健康和咨询,加强营养,合理搭配饮食;鼓励进食蔬菜水果等,促进铁的吸收。一般无需额外补充铁剂,对拟诊为缺铁或 IDA 的青春期女孩,可口服补充铁剂,剂量 30～60mg/d 元素铁。

7.筛查   IDA 是婴幼儿最常见的贫血类型,因此 Hb 测定是筛查儿童 IDA 最简单易行的指标,并被广泛采用。美国预防服务工作小组(USPSTF)调查认为,尚无证据支持对 6～12 个月无贫血的健康儿童进行 IDA 筛查。根据我国现阶段的社会经济现状,建议仅对缺铁的高危儿童进行筛查,包括:早产儿、低出生体重儿,生后 4～6 个月仍纯母乳喂养(未添加富含铁的食物、未采用铁强化配方乳补授)、不能母乳喂养的人工喂养婴儿以及单纯牛乳喂养婴儿。早产儿和低出生体重儿建议在生后 3～6 个月进行 Hb 检测,其他儿童可在 9～12 个月时检查 Hb。具有缺铁高危因素的幼儿,建议每年检查 Hb 1 次。青春期儿童,尤其是女孩应常规定期进行 Hb 检测。

四、常见问题和误区防范

(一)针对专科医师

1.关于膳食与 ID 防治   防治儿童铁缺乏,要注意增加膳食中铁的摄入。不同来源的膳食铁可极大地影响铁的吸收,其吸收范围可从小于 1%到大于 20%。植物性食物中的铁吸收率最低,如大米仅为 1%;乳类居中,其中母乳最好,大约有 50%的铁可被吸收;肉类中铁的吸收率最高,可达 10%～26%,饮食中有少量肉类,还可增加其他食品(如谷物)中铁的吸收率。集体园所凡膳食中经常添加瘦肉或动物肝脏的,婴幼儿铁缺乏症的患病率均较低。

黄豆不仅含铁量较高,吸收率也达 7%,因此,在铁强化食品方面,除了母乳、瘦肉和动物肝脏以外,黄豆也是较理想的防治铁缺乏症的食品。

2.ID 防治的关键期与儿童认知发育   生命早期贫血儿童的观察研究显示,即使在贫血已经治愈的情况下,贫血儿童的学业成绩仍然低于未贫血者,10 岁时有更多的学习问题。具有铁缺乏状态的孩子比不缺乏者数学测试分数较低。7 项＜3 岁的预防性 RCT 研究结果显示,其中 3 项补充试验对小儿的认知发育功能未见明显疗效,另外 4 项对小儿的行为和发育具有明显的改善作用。贫血小儿的铁剂补充有利于视觉功能的发育、婴儿情绪的控制及行为的矫治。

简言之,贫血及铁缺乏对认知功能的影响是一个复杂的过程,机制可能与视听觉的形成、髓鞘的功能、神经递质尤其是多巴胺的上调或下调及对 γ-氨基丁酸(GABA)代谢的影响等等有关。多巴胺的数量多少对注意、知觉、记忆及大运动的控制均有明显的影响。

(二)经验凝练总结:铁剂的来源和剂型很重要

口服或静脉注射铁剂是目前广泛推荐的治疗铁缺乏和缺铁性贫血(IDA)的有效治疗管理措施之一。铁剂的来源和种类非常重要,对儿童缺铁性贫血患儿来说,无效的、耐受性不好的铁剂是不被推荐使用的。

一般采用亚铁制剂口服补铁,利于铁的吸收。至于选择何种亚铁制剂,应根据具体情况分析采用。计算补铁剂量应按元素铁,也即二价铁离子的量,按 mg/kg 来推算。对儿童 IDA 小患儿,适宜的剂型是滴剂、粉剂,或铁强化食品,合适的剂型可以提高补充的依从性。

五、热点聚焦

(一)发展动态

铁缺乏症的危害性:

1.影响智力　儿童铁缺乏症发病多在 6 个月～3 岁的婴儿阶段,起病缓慢,一般除皮肤、黏膜变得苍白外,精神方面的变化十分突出,但常常不为家长所注意。观察发现,即使有轻微的贫血,也可使患儿变得烦躁不安,对周围环境不感兴趣。研究证实,铁缺乏症可延缓运动神经的发育并影响认知能力的发展,使儿童智力平均下降 9 个百分点。同时,研究者发现两岁以下的铁缺乏患儿在协调和平衡能力上存在问题,因而在行动上表现得畏缩和犹豫,妨碍他们与外界进行交流并从中获取知识,从而使智力更为低下。

2.降低抵抗力　铁缺乏症还会损害儿童的免疫系统,降低其身体抵抗入侵病原体的能力,致使儿童常患感染性疾病,如上呼吸道感染、肺炎、腹泻等疾病。

3.消化功能减弱　儿童患铁缺乏症时,消化道的腺体都会受到影响,如儿童易患十二指肠炎、肠黏膜萎缩、胃炎等疾病,出现无食欲、消化功能减弱等症状。另外,有 1/2 的缺铁性贫血的婴儿大便潜血试验呈阳性,70%～80% 的婴儿可能出现少量长期的肠出血症状。

4.皮肤、黏膜发生改变　铁缺乏症还可影响儿童肌肉运动和使皮肤、黏膜发生改变。患儿易疲倦,软弱无力,指(趾)甲粗糙,患舌炎、口角炎等。患儿还要表现出在寒冷中保持体温的功能受损,增加了身体对铅等有害物质的吸收。在美国,铁缺乏患儿铅中毒的发生率比正常儿童高 3～4 倍。

(二)争议焦点

如何在人群中降低贫血发生率是目前的焦点。WHO 至 2010 年的总体目标是全球铁缺乏和 IDA 的患病率降低 30%。有学者提出预防铁缺乏三大策略,即健康教育结合饮食调整及多样化、改善铁摄入和生物利用度、补充铁和(或)食物强化铁。三大策略单独或联合应用,以控制铁缺乏症的流行。

1.饮食调整和(或)多样化　此项措施最为可行,但改变饮食习惯和个人爱好很困难,提供高生物利用度的铁(如肉类)花费较大。

2.补充铁剂　虽然费用昂贵,而且可能出现并发症,但对于铁缺乏高危人群预防以及铁缺乏治疗非常重要。以往每天较大剂量及长期的补铁易导致不良反应,依从性亦差,近年来主张采用间隔补铁方法进行防治,其优点有:①依从性好,可增加铁的吸收;②防止铁超载和铁中毒,提高安全性;③大大降低副作用;④避免影响钙、锌等吸收;⑤节约防治费用,提高效益。

3.补充剂量　有研究者发现与每周两次(50mg/次)补充铁剂3个月比每天(50mg/d)铁状态改善更明显,氧化状态则无差异。还有研究者观察到铁缺乏症或 IDA 儿童存在认知和运动发展缺陷,特别是采用长间隔、低剂量用药时仍可发生此现象。

4.确保摄入适量的铁　建议食物中强化铁,虽然存在技术上的难度,研究表明采用铁强化食品能控制人群铁缺乏。

(三)疑难问题

1.补充铁强化食物或导致患病率增加　对于普遍广泛应用铁强化食物,有学者提出质疑,特别是疟疾流行地区,发现每天常规补充铁剂和叶酸增加了3岁以内儿童严重疾病的发生率,但铁缺乏症患儿患病率没有增加。在非疟疾流行地区尼泊尔研究显示,补充铁剂和叶酸对感染相关发病率并无影响。表明在世界不同地区采用单一方法以保证适当的婴幼儿铁营养并非十分安全,新近 WHO 提出铁和叶酸补充应针对 IDA 贫血和铁缺乏的高危人群,在疟疾流行地区应采用综合措施,如抗疟抗感染控制与补充铁剂相结合。

2.生物强化　为改善铁摄入和生物利用度,有学者提出生物强化的概念。各种植物铁含量差异很大,如小麦含铁 25～56mg/kg,稻米 7～23mg/kg,因此选择性种植含铁高的植物以增加饮食中的铁含量,但必须注意的是在小麦研磨过程中铁大量丢失。

3.铁超负荷　铁不容易从机体排出,机体对于铁吸收、分布处于动态平衡状态,以避免铁缺乏或铁负荷过重,贮存铁过多和高铁摄入可能减少肠道铁吸收,但机体无可靠机制防止口服铁超负荷。目前推荐对特定年龄铁缺乏的高危儿童补充铁剂,但可能因此导致无需补充铁剂的儿童铁摄入量增加。而且各国、各组织对不同时期的儿童饮食铁摄入推荐量亦不同。

过量补铁可能的危害有：

(1)铁具有潜在氧化能力,导致机体处于氧化状态,参与炎症的发生发展,而且可能促进病原体生长繁殖,干扰其他营养的吸收或代谢,抑制关键酶的活性等;可对内分泌代谢、心血管、神经系统、肾脏、肝脏等系统器官产生损害,导致多种疾病或疾病加重。

(2)研究发现血浆中少量铁并不与转铁蛋白结合,可能参与动脉粥样硬化形成和发展,但目前对铁负荷过重能否增加心血管疾病或者癌症的危险性尚未得到公认。

(3)新近研究发现过量的铁可能促进衰老以及与衰老过程中相关疾病的产生,诚然高铁的许多有害作用并非铁摄入过多引起,而是由于细胞内铁的代谢、运输或储藏异常所致,有研究发现铁—线粒体相关调节机制可能是衰老过程中起作用的一个因素。

(4)血色素病是一种遗传性疾病,铁摄入增加是血色素病病人的禁忌证,但目前尚无证据说明在妊娠期应用铁强化食物或补充推荐剂量的铁导致血色素病发生。

因此,需在补充铁剂的有益性与危险性中取得平衡。在日常临床工作中,IDA不易被漏诊;必须注意鉴别诊断,在应用铁剂治疗IDA无效时应考虑其他疾病的可能,切忌盲目加大铁剂用量,从而延误治疗时机,铁超载同样损害儿童健康。

(四)培训目标

鉴于ID对神经系统、注意力、记忆力、免疫系统及食欲等的危害,是目前已知的世界性营养缺乏病之一。因此,了解ID的病因,熟悉发病机制和流行病学,掌握ID的疾病诊断、预防和治疗的各项措施,对减少和消除ID十分重要。

ID的培训目标:通过理论学习、床旁教学(PBL)和临床实习三个阶段达到专科医师掌握该疾病的培养目标。理论学习以自学为主;PBL课则围绕一个问题(如病人的主诉症状或体征),带教的高年资医师与专科规培生互相讨论,启发专科规培生应用理论知识,进一步深化与理解理论课的内容;在临床实习阶段,要着重训练专科规培生的临床思维和临床技能,临床带教老师要启发式提问,专科规培生要主动向教师请教,掌握诊断与鉴别诊断的正确思维,同时要求专科规培生通过实践掌握 ID 诊治的基本技能。

第三节　蛋白质-能量营养不良

【概述】

合理营养是满足小儿正常生理需要、保证小儿健康成 K 的重要因素。营养素分为八大类:能量、蛋白质、脂类、碳水化合物、矿物质、维生素、水和膳食纤维等。任何一种营养素过多或不足均可引起营养过剩或营养不良。蛋白质-能量营养不良(PEM)是由于缺乏能量和(或)蛋白质所致的一种营养缺乏症,主要见于 3 岁以下婴幼儿。临床上以体重明显减轻、皮下脂肪减少和皮下水肿为特征,常伴有各器官系统的功能紊乱。急性发病者常伴有水、电解质紊乱,慢性者常有多种营养素缺乏。临床常见三种类型:能量供应不足为主的消瘦型;以蛋白质供应不足为主的水肿型以及介于两者之间的消瘦-水肿型。

【病因】

1.摄入不足　小儿处于生长发育的阶段,对营养素尤其是蛋白质的需要相对较多,喂养不当是导致营养不良的重要原因,如母乳不足而未及时添加其他富含蛋白质的食品;奶粉配制过稀;突然停奶而未及时添加辅食;长期以淀粉类食品(粥、米粉、奶糕)喂养等。较大小儿的营养不良多为婴儿期营养不良的继续,或因不良的饮食习惯如偏食、挑食、吃零食过多、不吃早餐等引起。

2.消化吸收不良　消化吸收障碍,如消化系统解剖或功能上的异常如唇裂、腭裂、幽门梗阻、迁延性腹泻、过敏性肠炎、肠吸收不良综合征等均可影响食物的消化和吸收。

3.需要量增加　急、慢性传染病(如麻疹、伤寒、肝炎、结核)的恢复期、生长发育快速阶段等均可因需要量增多而造成营养相对缺乏;糖尿病、大量蛋白尿、发热性疾病、甲状腺功能亢进、恶性肿瘤等均可使营养素的消耗量增多而导致营养不足。先天不足和生理功能低下如早产、双胎因追赶生长致需要量增加,亦容易引起营养不良。

【诊断】

蛋白质-能量营养不良的诊断需结合病史、临床表现、实验室检查。根据小儿年龄及喂养史,有体重下降、皮下脂肪减少、全身各系统功能紊乱及其他营养素缺乏的临床症状和体征,典型病例的诊断并不困难。轻度患儿易被忽略,需通过定期生长监测、随访才能发现。确诊后还需详细询问病史和进一步检查,以确定病因,并做出营养不良的分型和分度。

1.病史　喂养史、生长发育史和疾病史对于全面正确评价个体的营养状况非常重要。应掌握小儿的膳食摄入情况、习惯,可通过进行膳食调查以评价蛋白质和热量的摄入情况,此外,还需要询问是否有影响消化、吸收的慢性消耗性疾病存在。

2.临床表现　生长指标的测量是进行评价的基础。体重不增是营养不良的早期表现。随营养失调日久加重,体重逐渐下降,患儿主要表现为消瘦,皮下脂肪逐渐减少以至消失,皮肤干燥、苍白,皮肤逐渐失去弹性,额部出现皱纹如老人状,肌张力逐渐降低、肌肉松弛直至肌肉萎缩呈“皮包骨”,四肢可有挛缩。皮下脂肪层消耗的顺序首先是腹部,其次为躯干、臀部、四肢,最后为面颊。皮下脂肪层厚度是判断营养不良程度的重要指标之一。营养不良初期,身高并无影响,但随着病情加重,骨骼生长减慢,身高亦低于正常。轻度营养不良,精神状态正常,但重度可有精神萎靡,反应差,体温偏低,脉细无力,无食欲,腹泻、便秘交替等。合并血浆白蛋白明显下降时,可有凹陷性水肿、皮肤发亮,严重时可破溃、感染形成慢性溃疡。重度营养不良可有重要脏器功能损害，如心脏功能下降，可有心音低钝、血压偏低、脉搏变缓、呼吸浅表等。

常见的并发症有营养性贫血，以小细胞低色素性贫血最为常见，贫血与缺乏铁、叶酸、维生素 B_{12}、蛋白质等造血原料有关。营养不良可有多种维生素缺乏，尤以脂溶性维生素 A、D 缺乏常见。在营养不良时，维生素 D 缺乏的症状不明显，在恢复期生长发育加快时症状比较突出。约有 3/4 的患儿伴有锌缺乏，由于免疫功能低下，故易患各种感染，如反复呼吸道感染、鹅口疮、肺炎、结核病、中耳炎、尿路感染等；婴儿腹泻常迁延不愈加重营养不良，形成恶性循环。

营养不良可并发自发性低血糖，患儿可突然表现为面色灰白、神志不清、脉搏减慢、呼吸暂停、体温不升，但无抽搐，若不及时诊治，可致死亡。

3.实验室检查

(1)血清蛋白：血清白蛋白浓度降低是最为特征性改变，但由于其半衰期较长(19～21 天)，轻-中度营养不良变化不大，故不够灵敏。视黄醇结合蛋白(半衰期 10 小时)、转甲状腺素(半衰期 12 小时)、前白蛋白(半衰期 1.9 天)、甲状腺素结合前白蛋白(半衰期 2 天)和转铁蛋白(半衰期 8 天)等代谢周期较短的血浆蛋白质水平降低具有早期诊断价值。胰岛素样生长因子Ⅰ(ICF-Ⅰ)水平反应灵敏，且不受肝功能的影响，是 PEM 早期诊断的灵敏可靠指标。

(2)血清氨基酸：血清必需氨基酸与非必需氨基酸之间比值降低，血清牛磺酸、支链氨基酸水平明显降低。重度 PEM 患儿，尿羟脯氨酸排泄减少，其排出量与生长速度有关，故通过计算尿羟脯氨酸指数可评价儿童的蛋白质能量营养状态。尿羟脯氨酸指数＝尿羟脯氨酸浓度(mmol/L)/尿肌酐浓度(mmol/L)×kg(体重)，正常学龄前儿童为2.0～5.0，生长缓慢者<2.0。

(3)其他：血清淀粉酶、脂肪酶、胆碱酯酶、转氨酶、碱性磷酸酶、胰酶和黄嘌呤氧化酶等活性均下降,甚至丧失,经治疗后可迅速恢复至正常。血脂、血胆固醇、微量元素及电解质水平均有不同程度的下降,血糖水平减低,但糖耐量曲线与糖尿病患儿相同。

4.营养不良体格测量评价　体格测量是评价营养不良的最可靠指标,目前国际上通常采用小儿身高和体重所派生出来的三个指标,即年龄别身高、年龄别体重和身高别体重进行衡量。

5 岁以下儿童营养不良的分型和分度如下:

(1)体重低下:其体重低于同年龄、同性别参照人群均值的－2SD为体重低下,如低于同年龄、同性别参照人群均值的－2SD～－3SD 为中度;低于－3SD 为重度。该项指标主要反映慢性或急性营养不良。

(2)生长迟缓:其身长(高)低于同年龄、同性别参照人群均值的－2SD 为生长迟缓,如低于同年龄、同性别参照人群均值的－2SD～－3SD 为中度;低于－3SD 为重度。此指标主要反映慢性长期营养不良。

(3)消瘦:其体重低于同性别、同身(长)高参照人群均值的－2SD,如低于同性别、同身高参照人群均值的－2SD～－3SD 为中度;低于－3SD 为重度。此项指标主要反映近期、急性营养不良。

临床常综合应用以上指标来判断患儿营养不良的类型和严重程度。以上三项判断营养不良的指标可以同时存在,也可仅符合其中一项。符合一项即可进行营养不良的诊断。

值得注意的是,单独使用三个指标中的任何一个都不能准确地评价一个个体的营养状况。在临床工作中要二个指标结合使用。

在对学龄前儿童群体营养状况进行评价时,也常常采用标准差比值法即 Z 评分法。Z 评分＝(实测值－参考值中位数)/参考值标准差,评价标准为:

低体重:年龄别体重 Z 值(WAZ)小于－2Z。

生长迟缓:年龄别身高 Z 值(HAZ)小于－2Z。

消瘦:身高别体重 Z 值(WHZ)小于－2Z。

基层单位亦采用腹壁皮褶厚度进行衡量。腹壁皮褶厚度小于0.8cm轻度,中度小于0.4cm,基本消失为重度。

【鉴别诊断】

疾病对婴幼儿体重和营养状况的影响较大,1岁以下的婴儿特别是新生儿有明显营养不良者,多为疾病所致。应注意有无消化道先天畸形、反复呼吸道感染、腹泻、败血症、结核病、佝偻病和各种营养缺乏症等。幼儿和年长儿要特别注意各种不良饮食习惯和情绪等神经精神因素的影响。

【治疗】

营养不良的治疗原则是积极处理各种危及生命的合并症、去除病因、调整饮食、促进消化功能。

1.处理危及生命的并发症　严重营养不良常发生危及生命的并发症,如腹泻时的严重脱水和电解质紊乱、酸中毒、休克、肾衰竭、自发性低血糖、继发感染及维生素 A 缺乏所致的眼部损害等。营养不良的患儿多伴随有感染,最常见的是胃肠道、呼吸道和皮肤感染,败血症也很常见。均需要用适当的抗生素治疗。有真菌感染的患儿,除积极给予支持治疗外,要及时进行抗真菌治疗及其他相应的处理。严重贫血可输血,一般为10ml/kg,水肿型除因贫血出现虚脱或心力衰竭外,一般不输血。输血速度应慢。轻、中度贫血可用铁剂治疗,2～3mg/(kg·d),疗程 3 个月。

2.去除病因　在查明病因的基础上,积极治疗原发病,如纠正消化道畸形,控制感染性疾病;治疗腹泻和消耗性疾病如结核和心、肝、肾疾病;改进喂养方法,向家长宣传科学喂养知识,鼓励母乳喂养,适当添加辅食。改变不良饮食习惯如挑食、偏食等。

3.调整饮食　营养不良患儿的消化道因长期摄入过少,已适应低营养的摄入,过快增加摄食量易出现消化不良、腹泻,故饮食调整的量和内容应个体化,根据实际的消化能力和病情逐步增加,切忌操之过急。在计算能量和蛋白质需要量时应按相应年龄的平均体重（或 P50），而不是小儿的实际体重。轻度营养不良可从每天 250～330kJ/kg（60～80kcal/kg）开始，中、重度可参考原来的饮食情况，从每天 165～230kJ/kg（40～55kcal/kg）开始，逐步少量增加；若消化吸收能力较好，可逐渐增加到每天 500～711kJ/kg（120～170kcal/kg），体重恢复到接近正常时可根据生理需要量计算。蛋白质从 1.5～2.0g/（kg·d）开始逐渐增加至 3.0～4.5g/（kg·d）。母乳喂养儿按需哺乳；人工喂养儿从稀释奶开始逐渐过渡到正常。除乳制品外，可添加蛋类、肝泥、肉末、鱼粉等高蛋白食物，必要时可使用酪蛋白水解物、氨基酸混合液或要素饮食。食物中应含有丰富的维生素和微量元素。

4.促进消化功能，改善代谢

(1)药物：可给予 B 族维生素和胃蛋白酶、胰酶等以助消化。在足够的能量和蛋白质供应下，适当使用蛋白同化类固醇制剂如苯丙酸诺龙，每次肌注 0.5～1mg/kg，每周 1～2 次，连续 2～3 周，可促进机体蛋白质合成，增进食欲。对食欲差患儿可给予胰岛素，2～3U/d，皮下注射，2～3 周为一疗程。为避免发生低血糖，注射前可先口服葡萄糖 20～30g。锌剂能提高味觉敏感度，促进食欲，可口服元素锌 0.5～1mg/（kg·d）。

(2)中医治疗：中药参苓白术散能调整脾胃功能，改善食欲；针灸、推拿、抚触、捏脊等也有一定疗效。

5.其他病情 严重、伴明显低蛋白血症或严重贫血者，可考虑成分输血。静脉滴注高能量脂肪乳剂、多种氨基酸、葡萄糖等也可酌情选用。此外，充足的睡眠、适当的户外活动、纠正不良的饮食习惯和良好的护理亦极为重要。

【预防】

预后取决于营养不良的发生年龄、持续时间及其程度，其中尤以发病年龄最为重要，年龄愈小，其远期影响愈大，尤其是认知能力和抽象思维能力易发生缺陷。本病的预防应采取综合措施。

1.**合理喂养**　大力提倡母乳喂养,对母乳不足或不宜母乳喂养者应及时给予指导,采用混合喂养或人工喂养并及时添加辅助食品;纠正偏食、挑食、吃零食的不良习惯,小学生早餐要吃饱,午餐应保证供给足够的能量和蛋白质。

2.**合理安排生活作息制度**　坚持户外活动,保证充足睡眠,纠正不良的卫生习惯。

3.**防治传染病和先天畸形**　按时进行预防接种;对患有唇裂、腭裂及幽门狭窄等先天畸形者应及时手术治疗。

4.**推广应用生长发育监测图**　定期测量体重,并将体重值标在生长发育监测图上,如发现体重增长缓慢或不增,应尽快查明原因,及时予以纠正。

第三章　儿童营养相关疾病

第一节　营养素缺乏症

一、维生素 A 缺乏症

【概述】

维生素 A 缺乏症（VAD）是指机体所有形式和任何程度的维生素 A 不足的表现，包括临床型维生素 A 缺乏、亚临床型维生素 A 缺乏及可疑亚临床型维生素 A 缺乏（或边缘型维生素 A 缺乏）。临床型维生素 A 缺乏表现为经典的皮肤角化过度和眼干燥症；边缘型和亚临床型维生素 A 缺乏均无特异临床表现，主要与反复呼吸道感染、腹泻和贫血等广泛影响有关，增加婴幼儿的发病率和死亡率。

维生素 A 缺乏症是全球范围内最普遍存在的公共卫生营养问题，大约有 1.27 亿学龄前儿童为维生素 A 缺乏，其中 440 万患有一定程度的眼干燥症，发展中国家有 720 万孕妇为维生素 A 缺乏，1350 万为边缘型维生素 A 缺乏；每年有 600 多万孕妇发生夜盲症。我国儿童中维生素 A 缺乏病的发生率已明显下降，但在边远农村地区仍有群体流行，亚临床状态缺乏现象还相当普遍。我国学龄前儿童维生素 A 缺乏约为 9%～11%，边缘型维生素 A 缺乏约为 30%～40%。维生素 A 缺乏症是联合同千年发展目标重点消灭的问题之一。

1.维生素 A 的来源　维生素 A 是指具有全反式视黄醇生物活性的

一组类视黄醇物质,包括视黄醇、视黄醛、视黄酯及视黄酸(RA),视黄酸是维生素 A 在体内发生多种生理作用的重要活性形式。维生素 A 主要有两大来源,一类是动物性食物的视黄酯,如在乳类、蛋类和动物内脏中含量丰富;另一类是植物类食物,如能成为维生素 A 原的类胡萝卜素,其中 β-胡萝卜素具有的维生素 A 活性最高,在深色蔬菜和水果中含量丰富,其在肠道转化为维生素 A 的比例是 6∶1(近期研究转化率可能在 12～20∶1)。维生素 A 和 β-胡萝卜素皆为脂溶性,其消化吸收的机制与脂类相同。

2.维生素 A 的转运　维生素 A 在小肠细胞吸收,与乳糜微粒结合,通过淋巴系统入血,转运到肝脏,再酯化为棕榈酸酯储存在星状细胞。当周围靶组织需要时,肝脏中的维生素 A 酯经酯酶水解为视黄醇,与肝脏合成的视黄醇结合蛋白(RBP)结合,再与血浆中的转甲状腺素蛋白(TTR)结合形成复合体,以减少视黄醇从肾小球滤过。上述复合体与靶细胞上的 RBP 受体相结合,将视黄醇释放入靶细胞转变为视黄酸,视黄酸与其细胞核膜的特异性受体视黄酸核受体(RAR)和类视黄醇核受体(RXR)相结合,上调或抑制几百种基因的表达,视黄酸作为核激素发挥作用。

3.维生素 A 的生理功能及其缺乏时的病理改变　包括:①构成视觉细胞内的感光物质;眼部对维生素 A 缺乏特别敏感,位于视网膜上视杆细胞的 11-顺式视黄醛与视蛋白结合,形成与感受暗光有关的视紫红质;当光线照射到视网膜时,发生一系列复杂的生物化学反应,导致神经冲动。在此过程中,除了消耗能量和酶外,还有部分视黄醛变成视黄醇被排泄,所以必须不断地补充维生素 A,才能维持正常视觉过程。②影响上皮稳定性、完整性;维生素 A 缺乏导致上皮组织内的黏液分泌细胞被角蛋白生成细胞替代,这种改变导致皮肤、眼结膜和角膜干燥。维生素 A 能调节糖蛋白和黏多糖等化合物有关的酶表达,最后导致严重的眼干燥症和角膜溃疡。缺乏的初期病理改变是上皮组织的干燥,继而形成过度角化变性和腺体分泌减少。这种变化累及全身上皮组织,尤其是呼吸道、消化道和泌尿道。③促进生长发育和维护生殖功能:维生素 A 通过细胞的 RNA、DNA 的合成及生长激素的分泌而影响生长发育,还影响正常精子发生和胎盘发育。④维持和促进免疫功能:维生素 A 以其特定的途径参与维持机体的免疫活性,帮助机体维护淋巴细胞库,参与维护 T 细胞介导的免疫反应,促进免疫细胞产生抗体的能力,促进 T 淋巴细胞产生某些细胞因子。维生素 A 缺乏通过影响免疫细胞内视黄酸受体的表达相应下降而影响机体的免疫功能。⑤影响造血:边缘型和亚临床型维生素 A 缺乏可能主要影响铁的转运和贮存,影响红系造血,从而引起贫血。

【病因】

1.原发性因素　维生素 A 缺乏在 5 岁以下儿童中的发生率远高于成人,其主要原因是维生素 A 和胡萝卜素都很难通过胎盘进入胎儿体内,因此新生儿血清和肝脏中的维生素 A 水平明显低于母体,如在出生后不能得到充足的维生素 A 补充则极易出现维生素 A 缺乏症。

2.消化吸收　维生素 A 为脂溶性维生素,它和胡萝卜素在小肠的消化吸收都依靠胆盐的帮助,膳食中脂肪含量与它们的吸收有密切的联系。膳食中脂肪含量过低,胰腺炎或胆石症引起胆汁和胰腺酶分泌减少,一些消化道疾病,如急性肠炎、粥样泻等造成胃肠功能紊乱都可以影响维生素 A 和胡萝卜素的消化和吸收。

3.储存利用　任何影响肝脏功能的疾病都会影响维生素 A 在体内的储存量,造成维生素 A 缺乏。一些消耗性传染病,尤其是儿童中的麻疹、猩红热、肺炎和结核病等都会使体内的维生素 A 存储消耗殆尽,摄入量则往往因食欲缺乏或消化功能紊乱而明显减少,两者的综合结果势必导致维生素 A 缺乏症的发生。

【诊断】

1.流行病学史　目前在西部地区、远郊区、边远农村儿童边缘型维生素 A 缺乏广泛存在。

2.膳食摄入不足。

3.临床诊断 长期动物性食物摄入不足,有各种消化道疾病或慢性消耗性疾病史、急性传染病史等情况下应高度警惕维生素 A 缺乏症。如出现夜盲或眼干燥症等眼部特异性表现以及皮肤的症状和体征,即可临床诊断维生素 A 缺乏。注意维生素 A 缺乏症的临床表现与其缺乏的阶段和程度有密切关系,在边缘型维生素 A 缺乏和亚临床缺乏阶段主要表现为非特异的临床表现,如感染增加和贫血等,在重度缺乏阶段才表现为维生素 A 缺乏的经典表现——眼干燥症。

维生素 A 缺乏的具体表现如下:

(1)眼部表现:眼部的症状和体征是维生素 A 缺乏症经典的或最早被认识到的表现。夜盲或暗光中视物不清最早出现,持续数周后,开始出现眼干燥症的表现,外观眼结膜、角膜干燥,失去光泽,自觉痒感,泪减少,眼部检查可见结膜近角膜边缘处干燥起皱褶,角化上皮堆积形成泡沫状白斑,称结膜干燥斑或毕脱斑。继而角膜发生干燥、混浊、软化,自觉畏光、眼痛,常用手揉搓眼部导致感染。严重时可发生角膜溃疡、坏死,引起穿孔,虹膜、晶状体脱出,导致失明。这些表现多见于小年龄儿童罹患消耗性感染性疾病如麻疹、疟疾等之后,多数为双侧同时发病。

(2)皮肤表现:开始时仅感皮肤干燥、易脱屑,有痒感,渐致上皮角化增生,汗液减少,角化物充塞毛囊形成毛囊丘疹。检查触摸皮肤时有粗砂样感觉,以四肢伸面、肩部为多,可发展至颈背部甚至面部。毛囊角化引起毛发干燥,失去光泽,易脱落,指(趾)甲变脆易折、多纹等。

(3)生长发育障碍:严重缺乏时表现为身高落后,牙齿釉质易剥落,失去光泽,易发生龋齿。

(4)感染易感性增高:在维生素 A 亚临床或可疑亚临床缺乏阶段,免疫功能低下就已存在,主要表现为反复呼吸道和消化道感染,且易迁延不愈,增加疾病发病率和死亡率,尤其是 6 个月以上和 2 岁以下儿童。这是当前重视对亚临床型或可疑亚临床型维生素 A 缺乏干预的重要原因。

(5)贫血:边缘和亚临床维生素 A 缺乏时会出现贮存铁增加、外周血血清铁降低、类似于缺铁性贫血的小细胞低色素性贫血。

4.实验室诊断

(1)血浆视黄醇:视黄醇是血浆维生素 A 的主要形式,是维生素 A 缺乏分型的重要依据,血浆维生素 A 低于 $0.7\mu mol/L$ 诊断为维生素 A 缺乏,如伴特异的眼干燥症为临床型维生素 A 缺乏,这时血浆维生素 A 一般低于 $0.35\mu mol/L$;如无特异的眼干燥症则为亚临床型维生素 A 缺乏;血浆维生素 A 在 $0.7\sim1.05\mu mol/L$ 之间诊断为可疑亚临床型维生素 A 缺乏或边缘型维生素 A 缺乏,与增加儿童发病率和死亡率等密切相关。

(2)相对剂量反应(RDR):相对剂量反应试验原理在于视黄醇不足时,游离状态的浆视黄醇结合蛋白滞留在肝脏,补充视黄醇以后,结合状态的视黄醇结合蛋白被释放到血液循环,在给予测定剂量时,从肝脏释放的视黄醇的数量与其肝脏贮存量已经排空的程度成正比,达到间接测定体内贮存量的目的。

其方法是在空腹时采集静脉血(AO),然后口服视黄醇制剂 $450\mu g$,5 小时后再次采集静脉血(A5),测定两次血浆中维生素 A 的水平并按公式(如下)计算 RDR 值,如 RDR 值大于 20% 为阳性,表示存在亚临床型维生素 A 缺乏。

$$RDR\% = (A5 - A0)/A5 \times 100\%$$

(3)血浆视黄醇结合蛋白(RBP)测定:与血清维生素 A 有比较好的相关性,低于 23.1mg/L 有维生素 A 缺乏的可能,但在感染、蛋白质-能量营养不良时亦可降低,可同时检查 C-反应蛋白(CRP)。

(4)尿液脱落细胞检查:加 1% 甲紫于新鲜中段尿中,摇匀计数尿中上皮细胞,如无泌尿道感染,超过 3×10^3 个/ml 为异常,有助于维生素 A 缺乏的诊断,找到角化上皮细胞具有诊断意义。

(5)暗适应检查:用暗适应计和视网膜电流变化检查,如发现暗光视觉异常有助于诊断。

有明确摄入不足或消耗增加的病史以及明显的维生素 A 缺乏的临床表现者即可作出临床诊断,进行治疗。实验室检查结果表明血清维生素 A 低于正常水平则有助于确诊和疗效随访。边缘型和亚临床型维生素 A 缺乏往往没有特异的临床表现,其诊断主要依靠实验室检查和流行病学资料。

【治疗】

无论临床症状严重与否,甚或是无明显症状的边缘型和亚临床型维生素 A 缺乏,都应该尽早进行维生素 A 的补充治疗,因为多数病理改变经治疗后都可能逆转而恢复。

1.调整饮食、去除病因 提供富含维生素 A 的动物性食物或含胡萝卜素较多的深色蔬菜,有条件的地方也可以采用维生素 A 强化的食品,如婴儿的配方奶粉和辅食等。此外,应重视原发病的治疗。

2.维生素 A 制剂治疗。

3.眼局部治疗 除全身治疗外,对比较严重的维生素 A 缺乏症患者常需眼的局部治疗。为预防结膜和角膜发生继发感染,可采用抗生素眼药水(如 0.25%氯霉素)或眼膏(如 0.5%红霉素)治疗,每天 3~4 次,可减轻结膜和角膜干燥不适。如果角膜出现软化和溃疡时,可采用抗生素眼药水与消毒鱼肝油交替滴眼,约 1 小时 1 次,每天不少于 20 次。治疗时动作要轻柔,勿压迫眼球,以免角膜穿孔,虹膜、晶状体脱出。

【预防】

1.一级预防 平时注意膳食的营养平衡,适量食用富含维生素 A 与 β-胡萝卜素的食物,如乳类、蛋类、动物内脏和深绿色与橙黄色蔬菜与水果,食用强化维生素 A 饼干或面粉等,一般不会发生维生素 A 缺乏。小年龄儿童是预防维生素 A 缺乏的主要对象,孕妇和乳母应多食上述食物,以保证新生儿和乳儿有充足的维生素 A 摄入。母乳喂养优于人工喂养,人工喂养婴儿应尽量选择维生素 A 强化的乳方。每天膳食中的维生素 A 摄入量应达到每天推荐摄入量:婴幼儿为 $400\mu g/d$,4 岁以上儿童为 $750\mu g/d$,青少年为 $800\mu g/d$,孕妇为 $1000\mu g/d$,乳母为 $1200\mu g/d$,提倡母乳喂养,并应该在孩子出生后 15 天及时添加维生素 A 和维生素 D,对母乳不足或者没有母乳的孩子指导其食用配方奶粉。在高危地区,6 个月以下婴儿的母亲应在产后 6 周内补充 200000IU 的维生素 A 以提高母乳中的维生素 A 浓度。早产儿吸收脂肪及维生素 A 的能力较差,生后宜给予水溶性维生素 A 制剂。在维生素 A 缺乏的高发地区,可以采取每隔 4～6 个月给予一次维生素 A 口服的方法来预防,至血清维生素 A 维持正常,在此期间不再补充其他维生素 A 制剂,以防维生素 A 过量或中毒。人群维生素 A 干预可与预防接种相结合,目前有通过常规免疫活动和诸如针对脊髓灰质炎或麻疹等接种成功地分发维生素 A。对患慢性感染性疾病(如麻疹、疟疾和结核病等)、慢性消耗性疾病(如肿瘤)的患者应控制传染病,及早补充维生素 A 制剂。

2.二级预防　医务人员应尽量做到早期发现、早期诊断、早期治疗。针对早期可疑病例,可进一步行相对剂量反应试验、暗适应检测等助诊。对亚临床状态维生素 A 缺乏及边缘型维生素 A 缺乏者,除了增加膳食中维生素 A 及 B-胡萝卜素的摄入,积极治疗原有营养缺乏病及其他慢性疾病外,可每天服用维生素 A。

3.三级预防　儿童诊断临床型维生素 A 缺乏后作为急诊应立即给予维生素 A 口服补充,首次补充剂量根据年龄而定。加强眼部护理,可用油剂维生素 A 滴眼以保护角膜与结膜,用抗生素眼药如红霉素眼膏等控制感染。并可用 1％阿托品扩瞳,以防虹膜脱出及粘连。

第二节 维生素中毒

一、维生素 A 过多症和胡萝卜素血症

【概述】

维生素 A 摄入过多可以引起维生素 A 过多症,分为急性和慢性两种。维生素 A 过量会降低细胞膜和溶酶体膜的稳定性,导致细胞膜受损,组织酶释放,引起皮肤、骨骼、脑、肝等多种脏器组织病变。脑受损可使颅压增高;骨组织变性引起骨质吸收、变形、骨膜下新骨形成、血钙和尿钙都上升;肝组织受损则引起肝脏肿大,肝功能改变。

【病因】

一次或短时间内摄入超大剂量的维生素 A 可引起维生素 A 急性中毒,如婴幼儿一次食入或注射维生素 A 100000μg(300000IU)以上,成人一次剂量超过 90～300mg(30 万～100 万 IU)。从既往发生的急性维生素 A 过多症病例看,成人多为大量食用富含维生素 A 的食物(如北极熊、鲨鱼、大比目鱼和鳕鱼等的肝)而发生中毒,儿童则多因意外服用大量维生素 AD 制剂引起。

慢性维生素 A 中毒多因不遵医嘱长期摄入过量维生素 A 制剂引起。连续每天摄入(多为口服)过量维生素 A 数周或数月可致慢性中毒,引起维生素 A 慢性中毒剂量有较大的个体差异,婴儿较成人更为敏感。从已发生的病案看,成人每天摄入 8 万～10 万 IU,持续 6 个月;或每天 3 万～4 万 IU,超过 8 年可引起慢性中毒。婴幼儿每天摄入 15000～30000μg(5 万～10 万 IU),超过 6 个月即可引起慢性中毒;也有报道每天仅服 2.5 万 IU,1 个月即出现中毒症状。这种情况常见于采用口服鱼肝油制剂治疗维生素 D 缺乏性佝偻病时,由于许多鱼肝油制剂既

含有维生素 D,又含有维生素 A,当口服途径使用较大治疗剂量的维生素 D 时极易造成维生素 A 的过量。

【诊断】

根据服用维生素 A 过多史、临床表现与体征不难诊断,血清维生素 A>2.56μmol/L 是确诊的证据;血视黄醇结合蛋白浓度测定、摄长骨 X 线片结果,对于急、慢性维生素 A 过多症的诊断并不困难。

1.急性维生素 A 过多症　临床表现在摄入后 6～8 小时,至多在 1～2 天内出现。主要有嗜睡或过度兴奋,头痛、呕吐等高颅压症状,12～20 小时后出现皮肤红肿,继而脱皮,以手掌、脚底等厚处最为明显,数周后方恢复正常。婴幼儿以高颅压为主要临床特征,囟门未闭者可出现前囟隆起,张力增加,恶心、呕吐。年长儿出现头痛、恶心、呕吐、头晕、复视等症状。脑脊液检查压力增高,细胞数正常,蛋白质量偏低,糖正常。血浆维生素 A 水平剧增,可达 500μg/L 以上(正常成人 100～300μg/L)。

2.慢性维生素 A 过多症　较多见,临床表现不似急性维生素 A 过多症那样迅速出现高颅压和皮肤损害的症状及体征。有大剂量服维生素 A 数月甚至数年的病史。症状可涉及多个系统。维生素 A 过多症可出现胃纳减退、体重下降,可有低热、多汗等全身症状。继而有皮肤干燥、脱屑、皲裂、毛发干枯、脱发、齿龈红肿、唇干裂和鼻出血等皮肤黏膜损伤现象,以及 K 骨肌肉连接处疼痛伴肿胀,体格检查可见贫血、肝脾大。X 线检查长骨可见骨皮质增生,骨膜增厚。脑脊液检查可有压力增高。肝功能检查可出现转氨酶升高,严重者可出现肝硬化表现。有时可见血钙和尿钙升高。各系统具体表现如下:

(1)皮肤黏膜改变:多见皮肤干燥、粗糙,有皮脂溢出样皮疹或全身散在性斑丘疹,片状脱皮或脱屑,瘙痒,毛发干枯,易折断,脱发,口唇皲裂等。

(2)骨骼、肌肉表现:为转移性骨痛,大多发生于四肢长骨,可伴有局部软组织及关节肿胀、压痛,但局部无发红及发热。如出现在颞骨和枕骨处,易误为颅骨软化,下肢股骨、胫骨受累,可有骨骺包埋,干骺早期愈合,致身材矮小及两侧肢体不等长畸形与跛行。

(3)神经系统:可有颅内压增高的表现如头痛、呕吐、烦躁、眩晕、视觉模糊及颅神经受压的症状等,较少见。

(4)其他:严重者可引起肝脏、脾脏及肾脏功能损害。孕母摄入过多维生素 A,可引起胎儿畸形。

3.骨 X 线检查　对诊断有重要价值病变主要以骨膜增生为主,常伴有软组织肿胀;长期慢性中毒者,可见干骺相嵌,骨骺包埋。婴儿常可见囟门扩大,颅缝分离、增宽,颅缝周同骨质硬化,密度增高。

4.胡萝卜素血症　因摄入富含胡萝卜素的食物(如胡萝卜、南瓜、橘子等)过多,以致大量胡萝卜素不能充分迅速在小肠黏膜细胞中转化为维生素 A 而引起。虽然摄入的 β-胡萝卜素在体内可转化为维生素 A,但其吸收率只有 1/3,而吸收的胡萝卜素只有 1/2 可以转化为维生素 A,所以胡萝卜素的摄入量最后仅有 1/20~1/12 发挥维生素 A 的作用,放大量摄入的胡萝卜素一般不会引起维生素 A 过多症,但可以使血中胡萝卜素水平增高,发生胡萝卜素血症。血清胡萝卜素含量明显升高,可达 $4.7\sim9.3\mu mol/L$(正常为 $1.9\sim2.7\mu mol/L$),致使黄色素沉着在皮肤内和皮下组织内,表现为皮肤黄染,以鼻尖、鼻唇皱襞、前额、手掌和足底部位明显,但巩膜无黄染。停止大量食入富含胡萝卜素的食物后,胡萝卜素血症可在 2~6 周内逐渐消退,一般没有生命危险。不需特殊治疗。

【鉴别诊断】

慢性维生素 A 过多症的早期临床表现不典型,可能只是个别症状或体征,容易误诊,应注意同佝偻病、坏血病等鉴别。

【治疗】

维生素 A 过多症一旦确诊,应立即停止服用维生素 A 制剂和含维生素 A 的食物。急性维生素 A 过多症的症状一般在 1～2 周内消失，骨骼改变也逐渐恢复，但较缓慢，约需 2～3 个月。一般不需其他治疗。高颅压引起的反复呕吐以及因此发生的水和电解质紊乱应给予对症治疗。本病预后良好，个别病程长、病情严重者可留下身材矮小后遗症。

【预防】

医务人员要严格掌握维生素 A 制剂的剂量，防止不同医疗机构重复使用；让家长认识到维生素 A 过量的危害，避免食用过量维生素 A 制剂，食用动物肝要适量，不可每天吃。确诊后立即停服含维生素 A 的制剂与富含维生素 A 的食物。

过量摄入 β-胡萝卜素并不会产生毒性，但可产生 β-胡萝卜素血症，血中 β-胡萝卜素浓度增高，皮肤、掌心黄染，但巩膜及尿不黄染，无其他症状。停止进食后，黄染迅速消退。不需特殊治疗。

二、维生素 D 中毒

【概述】

维生素 D 中毒症是医源性疾病之一，主要是由于在防治佝偻病时错误诊断和摄入过量维生素 D 引起的中毒。近年来屡有因维生素 D 摄入过量引起中毒的报道，应引起儿科医师的重视。

当机体大量摄入维生素 D，使体内维生素 D 反馈作用失调，血清 $1,25\text{-}(OH)_2D_3$ 的浓度增加，肠吸收钙与磷增加，血钙浓度过高，降钙素（CT）调节使血钙沉积于骨与其他器官组织，影响其功能。如钙盐沉积于肾脏可产生肾小管坏死和肾钙化，严重时可发生肾萎缩、慢性肾功能损害；钙盐沉积于小支气管与肺泡，损坏呼吸道上皮细胞引起溃疡或钙化灶；如在中枢神经系统、心血管系统等重要器官组织沉积，则出现较多钙化灶，可产生不可逆的严重损害。

【病因】

维生素 D 中毒多因以下原因所致:①短期内多次给予大剂量维生素 D 治疗佝偻病;②预防量过大,每天摄入维生素 D 过多,或大剂量维生素 D 数月内反复肌内注射;③误将其他骨骼代谢性疾病或内分泌疾病诊为佝偻病而长期大剂量摄入维生素 D。维生素 D 的中毒剂量个体差异大。一般小儿每天服用 $500 \sim 1250 \mu g$(2 万～5 万 IU),或每天 $50 \mu g/kg$(2000IU/kg),连续数周或数月即可发生中毒。敏感小儿每天 $100 \mu g$(4000IU),连续 $1 \sim 3$ 个月即可中毒。

【诊断】

1.有维生素 D 过量的病史 因早期症状无特异性,且与早期佝偻病的症状有重叠,如烦躁不安、多汗等,应仔细询问病史加以鉴别。

2.临床表现 维生素 D 中毒的早期症状为食欲减退甚至厌食、低热、多汗、烦躁不安、精神不振,也可有多汗、恶心、呕吐、腹泻或顽固性便秘,体重下降。重症可出现精神抑郁,肌张力低下,运动失调,血压升高、心律不齐、烦渴、尿频、夜尿多,甚至脱水、酸中毒和昏迷惊厥;尿中出现蛋白质、红细胞、管型等改变,继而发生慢性肾衰竭。长期慢性中毒可致骨骼、肾、血管、皮肤出现相应的钙化,影响体格和智力发育,严重者可因肾衰竭而致死亡。孕早期维生素 D 中毒可致胎儿畸形。

3.实验室检查 早期血清 25(OH)D 增高,血钙升高$>3mmol/L$(12mg/dl),血磷及碱性磷酸酶正常或稍低,尿钙强阳性(Sulkowitch 反应),尿常规检查示尿蛋白阳性,严重时可见红细胞、白细胞、管型,肾功能异常,可出现氮质血症、脱水和电解质紊乱。肾脏 B 超示肾萎缩。X线检查可见长骨干骺端钙化带增宽($>1mm$)、致密,骨干皮质增厚,骨质疏松或骨硬化;颅骨增厚,呈现环形密度增深带;重症时大脑、心、肾、大血管、皮肤有钙化灶。应注意早期中毒时 X 线改变不明显。

【治疗】

怀疑维生素 D 过量中毒即应停服维生素 D,如血钙过高应限制钙的摄入,包括减少富含钙的食物的摄入。加速钙的排泄,口服氢氧化铝或依地酸二钠减少肠钙的吸收,使钙从肠道排出;口服泼尼松抑制肠内钙结合蛋白的生成而降低肠钙的吸收;亦可试用降钙素。注意保持水及电解质的平衡。

【预防】

1.一级预防

(1)健康教育采取积极综合措施,做好防治维生素 D 缺乏的卫生保健知识宣传。

(2)用维生素 D 防治时应注意掌握剂量和时间,预防量每天口服不超过 400IU。早产儿在出生后可以用 800IU 3 个月后改为每天 400IU。

(3)一般营养性佝偻病的防治尽量避免大剂量维生素 D 突击,用一般维生素 D 剂量疗效不满意时,应检查血钙、磷及碱性磷酸酶后再决定是否用突击疗法。必须作突击治疗前应详细询问患儿过去所用维生素 D 剂量,严格掌握适应证,治疗时密切观察临床症状,每月测定血钙有无中毒迹象,必要时每半月测查一次。

2.二级预防 如患儿出现食欲减退、烦躁不安、多汗、低热、精神不振等症状,应立即停服维生素 D,并及时到医院就诊,仔细询问是否有维生素 D 过量的病史,并行血钙、尿钙、尿常规等检查。

3.三级预防 当确诊为维生素 D 中毒后,应做到以下几点:

(1)立即停服维生素 D。

(2)限制钙的摄入,包括减少富含钙的食物摄入。

(3)减少肠钙的吸收,加速钙的排泄:口服氢氧化铝、依地酸二钠、泼尼松、降钙素。

(4)注意保持水及电解质的平衡。

第四章　食物不良反应

食物不良反应指由食物或食物添加剂引起的所有临床异常反应，包括食物过敏、食物不耐受和食物中毒，前两者合称为食物的非毒性反应。食物过敏（FA）指免疫学机制介导的食物不良反应，即食物蛋白引起的异常或过强的免疫反应，可由 IgE 或非 IgE 介导，表现为一疾病群，症状累及皮肤、呼吸、消化、心血管等系统。而食物不耐受（FI）则为非免疫介导的食物不良反应，包括机体本身代谢异常（如乳糖酶缺乏）、机体对某些食物内含的药物成分（如久置奶酪中含的酪胺）的易感性增高，甚至是心理因素所致等。食物不耐受症状与食物过敏相似，均可累及胃肠道、呼吸道及皮肤等各器官系统，在临床上需注意区分。

第一节　食物过敏

一、疾病概述

国外资料显示，儿童期食物过敏的患病率约为 6%～8%。2010 年我国重庆、珠海及杭州三市流行病学调查结果显示，0～2 岁儿童食物过敏检出率为 5.6%～7.3%，最常见的过敏原为鸡蛋，其次是牛奶、虾和鱼。

与其他过敏性疾病，如特应性皮炎、过敏性鼻炎及哮喘类似，食物过敏的患病率逐年增加：近十年来食物过敏的患病率在美国儿童中上升了 18%，约 3.9% 的儿童患有食物过敏；5 年内英国花生过敏增长了 1

倍。虽然多数食物过敏可随年龄增长而自愈,但却可能增加儿童后期呼吸道变态反应性疾病发生的危险性。因此,食物过敏的预防、早期诊断及治疗有助于阻断过敏进程,从而减少生命后期过敏性疾病的发生已引起医师及家长的广泛重视。

【常见食物致敏原】

引起 IgE 介导的食物过敏反应主要抗原物为糖蛋白,分子量大约为 $10\sim60kDa$,少数分子量大于 80kDa。尽管任何食物均可诱发过敏,但在婴幼儿时期,90％的食物过敏与牛奶、鸡蛋、大豆、小麦、花生、鱼、虾、坚果类等 8 种食物有关。对致敏食物抗原分离纯化发现,牛奶中有大于 40 种蛋白质有致敏潜力;花生、鸡蛋、鳕鱼、大豆中也有多种可诱发过敏的抗原存在,且相近种类的食物可能引起交叉反应。然而,在临床工作中,不能因儿童对一种食物过敏而推论出对相似种类食物过敏,除非有病史或口服食物激发试验所证实。

【发病机制】

人类在摄入食物的同时,胃肠道通过免疫和非免疫的机制阻止完整外来抗原进入循环系统。虽然大于 98％的食入抗原被胃肠屏障所阻挡,仍有少量完整抗原被吸收和转运到全身。然而,一般进入循环系统的可识别的免疫蛋白质不会引起不良反应,因为绝大多数个体对摄入的食物抗原可耐受,只在少数易感个体中产生过敏反应。这可能与个体免疫调节功能异常有关。

食物过敏的免疫学机制较为复杂,尚不完全清楚,目前主要分为 IgE 介导、非 IgE 介导及混合介导三类。

IgE 介导的过敏反应属于速发型变态反应,由肥大细胞和嗜碱性粒细胞参与的组织炎症反应过程,通常分为致敏期和发敏期。初次暴露于致敏食物蛋白后机体免疫系统产生特异性 IgE 抗体,这些抗体再结合于肥大细胞和嗜碱性粒细胞表面,此时机体被致敏。当机体再次接触相同的食物蛋白后,通过与上述抗体结合活化肥大细胞和嗜碱性粒细胞,后两者迅速释放生物活性特质而造成过敏性炎症反应。

非 IgE 介导的胃肠道食物过敏免疫机制尚不清楚,但可能与 TGF-β1 缺陷及 TNF-α 的过度反应有关。此外,由于发现由食物蛋白诱导的胃肠炎病人消化道黏膜中嗜酸性粒细胞显著增多,故嗜酸性粒细胞在其中可能起到部分作用。

然而,对于食物蛋白如何激活免疫系统的分子机制尚不清楚。多数研究显示,食物蛋白可能通过未成熟或是被破坏的肠道黏膜而使机体不能诱导出正常的口服耐受(指对经口服摄入的抗原产生特殊的细胞或体液免疫抑制现象)或是已建立的口服耐受遭到破坏,从而导致过强或异常的免疫反应。因此,对肠道屏障功能发展及口服耐受机制的研究成为热点。

二、诊断方法

【临床表现】

食物过敏通常表现为一组疾病群,因此临床表现多种多样而无特异性,常累及皮肤、消化系统、呼吸系统、心血管系统等;重者可致哮喘发作、休克甚至死亡。

1.皮肤症　状约有 50%～60%食物过敏患儿出现皮肤症状,且是 IgE 介导的食物过敏最常见的临床表现。通常在摄入食物蛋白后几分钟至 2 小时内发生,表现为瘙痒、潮红、泛发性荨麻疹、口周或眼周的血管性水肿或红斑,严重时伴有呕吐、腹泻、腹绞痛、呼吸困难、喘息、低血压甚至过敏性休克的全身反应。此外,特应性皮炎也是儿童食物过敏常见表现。食物过敏与 6 个月内早期发病的婴幼儿特应性皮炎关系密切,尤其是中重度病人。约 40%的特应性皮炎患儿同时存在食物过敏;中重度特应性皮炎患儿食物过敏的发生率可高达 33%～63%。其中,鸡蛋是特应性皮炎患儿最常见的过敏原,其次是牛奶蛋白。

2.消化系统症状 食物过敏引起的消化系统表现绝大多为非 IgE 介导的免疫反应,通常包括一系列胃肠道疾病。如口腔过敏综合征、嗜酸性粒细胞增多性食管炎及胃肠炎、食物蛋白诱发的胃肠道疾病、食物蛋白诱发的小肠结肠炎及直肠结肠炎。因此,几乎所有消化道症状均可以在食物过敏中出现且无特异性,如拒食、呕吐、腹痛、慢性腹泻/便秘、生长发育迟缓、胃肠道出血、缺铁性贫血、低蛋白血症,或内镜检查/组织学检查证实的肠道疾病或严重的结肠炎,肛周皮疹等。

3.食物过敏与呼吸系统 婴幼儿食物过敏可能是过敏进程中的第一步,食物过敏的患儿更容易发生过敏性鼻炎、哮喘等呼吸道过敏性疾病。常见的呼吸系统症状包括鼻痒、流涕、中耳炎、慢性咳嗽和喘息等,严重者可出现急性喉水肿或气道阻塞,而这些症状通常并不独立存在。此外,牛奶蛋白过敏可引起过敏性肺部疾病——海纳斯综合征,多见于年幼儿童,主要特征为反复的肺部浸润伴慢性咳嗽。虽然此病在一般儿童中很罕见,但在儿童肺部疾病的鉴别诊断中应加以考虑。

4.食物过敏与心血管系统 食物过敏对心血管系统的影响主要是通过对血管的影响实现的,多见于年长儿童,甚至可出现全身严重过敏反应。临床上将症状累及两个系统以上,尤其是心血管系统,进展迅速,出现血压下降及心律失常等表现者称为严重过敏反应,重者出现过敏性休克或死亡。临床上因过敏性休克就诊的病人中,50%左右与食物过敏有关。

5.其他 在年长儿童可能出现偏头痛、烦躁等主观症状。此外,由于食物过敏可能出现呕吐、腹泻等一系列胃肠道症状,导致胃肠道吸收功能降低,因此持续存在的食物过敏还可能造成营养素缺乏性疾病。

【诊断步骤】

食物过敏可由 IgE、非 IgE 或两者共同介导,口服食物激发试验是确诊的依据。

(一)IgE 介导的食物过敏诊断步骤

1.病史及体检 虽然食物过敏病史采集中患儿家长的汇报常不准确,但可以为选择恰当诊断方法提供信息;更重要的是它可以帮助设计恰当而安全的食物激发试验程序。病史采集时应重点询问:①诱发反应的可疑食物;②摄入的量;③摄入食物到出现症状的时间;④在其他时间进食相同食物是否出现相同症状;⑤最后一次发病距现在的时间;⑥症状出现的频率;⑦有无其他因素介入,如运动;⑧用药情况;⑨有无食物污染的可能性等。记录 2 周饮食日记能提供可靠的前瞻性信息,对于判断食物摄入与症状之间的关系很有帮助。通常食物过敏没有典型而特定的体征,体格检查应在累及的器官系统进行,如眼、鼻、喉、胸、腹、皮肤等。

2.皮肤试验

(1)皮肤点刺试验(SPT):是最常用的筛查 IgE 介导的食物过敏措施。目前食物提取物多采用天然食物制成,而在检测中应设立阳性对照(10mg/ml 组胺)和阴性对照(生理盐水)。当阳性对照疹团平均直径>3mm 且阴性对照<3mm 时,食物提取物疹团平均直径比阴性对照大 3mm 者为阳性结果。需要注意的是,皮肤点刺试验虽然阴性预报正确率在婴儿期为 80%~85%、幼儿期>95%,但其阳性预报正确率<50%,因此,即使是皮肤点刺试验结果阳性,仍不能诊断为食物过敏;而对于结果阴性的小婴儿,如果病史比较明确仍应进行确诊试验。

当考虑有蔬菜或水果过敏时,由于其蛋白容易分解,新鲜提取物的敏感性更高。如果检测到某种食物的特异性 IgE 抗体,那么与阳性对照物(组胺)及阴性对照物(生理盐水)相比,皮肤会出现风团和红晕。因此可以选用新鲜食物直接做皮试,称为食物-皮肤点刺试验。但因其缺少标准化及安全性问题影响其在临床的应用。

因 SPT 为体内试验,故在测试前必须准备急救药品,如苯海拉明、地塞米松、1‰肾上腺素等。对病史中曾有明确高度过敏症状发生者,如过敏性休克,可考虑进行体外检测,如食物特异性 IgE 测定。

(2)斑贴试验(APT):是将浸透食物提取物的纱布贴于皮肤上 48 小时,在 24～72 小时内评估产生的皮疹,出现红肿即为阳性,对于诊断非 IgE 介导的疾病可能有帮助,但尚需要更多的研究证实其可靠性。目前认为,虽然不作为食物过敏诊断的常规步骤,但对于病史疑诊为食物过敏诱发的特应性皮炎,而皮肤点刺试验或血清特异性 IgE 检测阴性时,采用斑贴试验能够增加诊断的准确性。然而,与其他试验比较,斑贴试验重复性较差,假阳性率和假阴性率均较高;且缺少标准试剂和统一的结果判断标准限制了其临床应用。

3.血清特异性 IgE 检测　当病史怀疑患儿可能出现严重过敏反应或皮损较严重,无法进行皮肤点刺试验时,可采用体外食物特异性 IgE 检测。体外测定血清中食物抗原特异性 IgE 水平可以提供与皮肤点刺试验相同的阳性和阴性预报率,若食物特异性 IgE 水平提示有 60% 的可能性会出现症状,则医师可以结合病史作出诊断而不需进行食物激发试验。临床上通常采用定量 CAP 荧光酶联免疫法(CAP-FEIA)测定血清中食物特异性 IgE 水平,当检测值 >0.35 kIU/L 为阳性;然而,对于小婴儿可能存在假阴性反应,当临床疑诊食物过敏时,即使食物特异性 IgE 结果阴性,仍应进行食物激发试验确诊。

4.食物回避试验　是食物激发试验的前驱步骤。儿童进行常规饮食 2 周后,根据病史及皮肤点刺试验结果将可疑致敏食物完全从儿童饮食中排除约 2～4 周,期间家长记录儿童进食食物的种类、数量以及有关的症状。对于非 IgE 介导的食物蛋白诱发的胃肠道疾病,因肠道黏膜受损,故饮食回避时间常适当延长,可达 4～6 周,必要时应进行要素饮食。若儿童在食物回避过程中症状明显改善或消失为食物回避试验阳性。

食物回避试验的成功依赖多种因素,如正确的判断抗原、家长的依从性、排除药物及其他干扰因素的影响等。因食物回避对于改善囊性纤维化、双糖酶缺乏等消化系统疾病症状亦有帮助,因此不能作为确诊食物过敏的依据。此外,因为此过程是非盲法性质的,可能混杂有个人主观心理因素,因此在直接医疗监测下的单盲或双盲食物激发试验对确诊是必需的。还应注意,用于诊断的严格回避性饮食一般持续时间不宜太长,因为长期限制某种食物的摄入将导致儿童严重的营养不良及生长迟缓,故回避过程中营养师对儿童的膳食及营养进行合理安排非常重要。

5.口服食物激发试验(OFC) 食物回避试验阳性者需进行口服食物激发试验以确诊食物过敏,其中,双盲安慰剂对照的食物激发试验是诊断食物过敏的"金标准"。因口服食物激发此试验为体内试验,可能诱发出严重过敏反应,故应在有抢救设备的医院及在专业医护人员的监测下进行。

(二)非 IgE 介导的食物过敏诊断步骤

牛奶蛋白诱导的食管炎、胃肠炎、结肠炎等多属非 IgE 介导,或为混合型(IgE 和非 IgE 共同介导),故难以用皮肤点刺试验和血清特异性 IgE 检测结果判断。常用的方法是根据病史直接行食物回避及激发试验,具体步骤与 IgE 介导的食物过敏诊断方法相同。通常对于非 IgE 介导的反应,口服食物激发试验通常是唯一的诊断方法。此外,若病史提示症状与食物摄入密切相关时,可行消化道内镜检查。内镜检查可获取消化道黏膜标本,若黏膜下嗜酸细胞每高倍视野＞15～20 个,即可诊断为嗜酸细胞浸润。

三、治疗决策

【饮食管理】

虽然食物过敏常会随年龄增长而出现耐受,但早期的治疗对于改善预后具有重要意义。治疗原则包括:通过回避致敏食物而阻止症状的发生;通过药物使得已出现的过敏症状得以缓解。食物过敏治疗需要多科协作,如儿科(监测生长发育等)、营养师、皮肤科、呼吸科、消化科医师参与。若食物过敏症状严重,应及时转诊至相关科室,由专科医师进行治疗。

1.完全回避致敏食物 这是目前治疗食物过敏唯一有效的方法。所有引起症状的食物应从饮食中完全排除。由于食物过敏有随年龄增长而自愈的可能,故应定期进行监测,通常主张每3～6个月进行重新评估以调整回避性饮食治疗方案及时间;但对于有过敏性休克家族史或严重症状的患儿,饮食回避的时间应延长。

2.食物替代品 牛奶是婴儿的营养必需品,对于患有牛奶过敏的婴幼儿,采用恰当的食物替代非常重要。人乳喂养的牛奶蛋白过敏婴儿,建议继续人乳喂养,但母亲应回避含牛奶蛋白的食物;由于牛奶回避可能影响母亲的营养素摄入,如钙,故哺乳期母亲也应定期进行营养评估。非人乳喂养的牛奶蛋白过敏婴儿,可选用氨基酸配方奶粉或深度水解蛋白配方奶粉。氨基酸配方不含牛奶蛋白,理论上是牛奶过敏婴儿的理想食物替代品。因深度水解蛋白配方奶粉口感较好,价格易被家长接受,同时研究结果显示＞90％的患儿可产生耐受,故一般建议首先选用深度水解蛋白配方奶粉;若患儿不能耐受深度水解蛋白配方奶粉或为多食物过敏时,改用氨基酸配方奶粉进行治疗;对于过敏症状严重者、食物蛋白介导的肠道疾病等出现生长障碍者建议首选氨基酸配方奶粉(要素饮食)。由于大豆与牛奶间存在交叉过敏反应和营养成分不足,一般不建议选用豆蛋白配方进行治疗;当考虑经济原因,患儿≥6月龄,且无豆蛋白过敏者可选用豆蛋白配方进行替代治疗。采用羊奶进行替代是不恰当的,因为92％的牛奶过敏病人同时对羊奶产生不良反应。

单一的鸡蛋、大豆、花生、坚果及海产品过敏者,因其并非营养素的主要来源,且许多其他食物可提供类似的营养成分,故回避不会影响婴幼儿营养状况。对多食物过敏的幼儿,可选用低过敏原饮食配方,如谷类、羊肉、黄瓜、菜花、梨、香蕉、菜籽油等,仅以盐及糖作为调味品;同时应密切观察摄食后的反应,以减少罕见食物过敏的发生。

在严格饮食回避治疗过程中应由医师及营养师共同对患儿的体格及营养进行监测,制订出患儿的最佳饮食方案。在美国,标签法要求食品需要明确标出主要的过敏原,如牛奶、鸡蛋、小麦、大豆、花生、坚果、鱼、甲壳类动物。特殊类型的食物必须按分类命名(鳕鱼、虾、胡桃)。目前,一些强烈的过敏原,如芝麻等尚未划入标签法内。严格回避致敏原,就需要回避标签上的产品。教育家长如何阅读商品上的饮食成分表,避免不必要的意外摄入造成严重后果非常重要。此外,食物过敏患儿,尤其是曾发生过严重全身过敏反应者,应随身携带包含过敏食物、处理方法及联系人等信息的救助卡片,便于及时处理。

【药物对症治疗】

在回避致敏食物的同时,皮肤科、呼吸科、耳鼻咽喉科及消化科医师应对患儿进行对症治疗,常用的药物包括肾上腺素、糖皮质激素、白三烯受体拮抗剂、肥大细胞膜稳定剂、抗组胺药以及白介素-5抗体等。对于食物蛋白诱发的严重过敏反应因可危及生命,迅速处理十分重要。肾上腺素是治疗严重过敏反应的首要药物。一旦发生严重过敏反应需立即使用1‰肾上腺素(1mg/ml)0.01~0.03mg/kg肌内注射,必要时可15分钟后重复一次。治疗关键是维持呼吸道通畅和保持有效血液循环,其他治疗药物包括糖皮质激素、抗组胺药物及β受体拮抗剂等。所有药物以控制症状为主,故主张短期使用。

四、预后及预防

【预后】

多数食物过敏患儿预后良好,随着年龄的增长具有自愈趋势;但仍有少数患儿可发生食物过敏持续、变态反应性鼻炎或支气管哮喘等过敏性疾病。研究发现,大多数牛奶蛋白过敏患儿可在3岁前获得临床耐受,其耐受几率分别为:1岁时约45%~50%、2岁时60%~75%、3岁时85%~90%出现耐受。鸡蛋过敏约在3岁前最易出现耐受,约2/3的鸡蛋过敏患儿能在7岁前耐受。花生、坚果、鱼、虾、蟹过敏持续时间较长,部分可能持续终生。耐受通常需经反复的试验确定,比如食物特异性IgE抗体降低提示过敏的缓解,也可通过医师监督下进行口服食物激发试验来确定。

【预防】

虽然多数食物过敏可随年龄增长而自愈,但研究显示婴幼儿期发生食物过敏可能增加儿童后期呼吸道变态反应性疾病的危险性。因此,预防食物过敏的发生有助于阻断过敏进程,从而减少或延缓生命后期过敏性疾病的发生。早期对食物过敏的预防主要集中在婴儿期回避致敏性食物,然而,对于那些健康但有过敏风险的患儿,过度延迟易致敏食物摄入是否有益尚未得到很好的研究。

1.母亲妊娠及哺乳期干预 无证据显示母亲妊娠期回避牛奶和鸡蛋会减少后代过敏性疾病发生率;而母亲哺乳期饮食干预除可短时降低湿疹的发生率或严重程度外,并不能减少后期其他过敏性疾病的发生。故为避免母亲、胎儿/婴儿营养不良,不推荐限制母亲妊娠期、哺乳期饮食预防牛奶蛋白过敏。

2.纯人乳喂养 因人乳为同种属蛋白,同时提供的sIgA以及可溶性因子可诱导婴儿胃肠道屏障和免疫应答的早期成熟,减少婴儿接触异种蛋白机会,从而降低过敏性疾病发生风险。故过敏性疾病高危儿应坚持纯人乳喂养至少4个月,有助于降低2岁内儿童特应性皮炎及牛奶蛋白过敏的累积发病率。

3.适度水解配方 通过工业技术将牛奶蛋白进行酶解和水解,降低牛奶蛋白免疫原性而制成的适度水解配方对于不能纯人乳喂养的高危儿,可减少特应性皮炎和牛奶过敏的发生,且具有良好的成本-效益关系。对于高危儿不推荐用大豆蛋白或其他动物乳预防婴儿牛奶蛋白过敏。

4.其他 对于固体食物引入早晚是否会影响过敏性疾病的发生存在争议,近期研究提示诱导婴儿产生黏膜免疫耐受的关键时期可能在 4～6 月龄,故 WHO 主张在 6 月龄后引入固体食物。益生菌制剂、免疫调节性营养食物(如 ω3)有助减少生命早期过敏症状,但能否长期预防过敏性疾病发生尚缺少证据支持。母孕期及婴儿期减少吸入过敏原暴露、避免烟草烟雾暴露可能对延缓过敏性疾病发生有帮助。

五、常见问题和误区防范

1.食物过敏的重点防治人群

(1)遗传因素:与其他过敏性疾病相同,遗传因素仍然是食物过敏的易患因素。文献显示父母或同胞患有花生过敏者,其同病的危险性将上升 7 倍;若同卵双生子之一患花生过敏,另一子患病风险较正常人群高 10 倍。目前确认的高危人群为特应性疾病家族史阳性者(至少一位一级亲属患过敏性疾病),如哮喘、过敏性鼻炎、特应性皮炎等。近年有学者认为已有食物过敏原或环境过敏原致敏的儿童亦应是高危人群。

(2)环境因素:虽然遗传在过敏性疾病中的作用不容忽视,然而尚不能完全解释近 20～30 年来过敏性疾病的快速上升。近年来,表观遗传学在过敏性疾病研究中成为热点。研究发现,环境因素可通过调控发生过敏性疾病的基因表达与否而造成表观突变,从而诱发过敏性疾病。已发现的环境因素,包括母孕期食物成分、烟草烟雾暴露、剖宫产、引入固体食物时间、维生素制剂的使用及某些药物,可能通过调节 IFN-γ 和 IL4 基因位点组蛋白的乙酰化/去乙酰化和甲基化/去甲基化等,从而影响 Th1/Th2 细胞分化,最终导致食物过敏的发生。

2.皮肤点刺试验与血清特异性 IgE 在食物过敏诊断中的价值 两

者均是筛查 IgE 介导食物过敏的重要方法,而对非 IgE 介导的食物过敏如牛奶蛋白诱导的肠炎、结肠炎,没有诊断价值。此外,皮肤点刺试验阳性或血清检测到 IgE 仅仅提示体内食物特异性 IgE 抗体的存在,即为致敏状态,而不能反映是否出现临床症状(过敏),因此两者阳性均不能作为确诊食物过敏的依据。需要注意的是,在一定范围内,皮肤点刺试验风团直径越大或食物特异性 IgE 浓度越高,患儿出现临床症状的可能性也越大。

由于皮肤点刺试验简便易行,近年来部分学者将其结果与食物激发试验进行比较后,获得确诊食物过敏的风团界值点,以简化食物过敏诊断流程。但是否存在种族及地区差异,可进一步研究,因此最好仍应进行确诊试验。

3.部分水解配方、深度水解配方及氨基酸配方奶粉的应用

(1)部分水解蛋白配方(pHF):pHF 是通过对牛奶蛋白进行适度的加热或酶解,使之成为小肽段,从而改变牛奶蛋白的抗原决定基,降低蛋白的抗原性。由于 pHF 仍保留部分抗原活性,可引起 40%～60% 的牛奶蛋白过敏患儿再度发生过敏,因此从严格意义上说它不并符合美国儿科学会关于低敏配方的定义(使 90% 以上的 CMPA 患儿耐受),故不主张用于牛奶蛋白过敏患儿的治疗。尽管如此,许多研究都表明 pHF 可预防过敏高危儿发生过敏性疾病,因此,当高危新生儿无法进行母乳喂养时,尽早应用 pHF 至 4～6 个月,可有效降低后期牛奶蛋白过敏和湿疹的累积发病率。

(2)深度水解蛋白配方(eHF):eHF 是将牛乳蛋白通过加热、超滤、水解等特殊工艺使其形成二肽、三肽和少量游离氨基酸的终产物,大大减少了过敏原独特型表位的空间构象和序列,从而显著降低抗原性。国内外指南均指出,eHF 可以用于牛奶过敏患儿的治疗。需要注意的是,因 eHF 中仍残留微量过敏原,可以造成大约 5%～10% 的牛奶蛋白过敏患儿不耐受,表现为胃肠道反应和其他的非 IgE 介导的过敏反应。

（3）游离氨基酸配方（AAF）：AAF不含肽段、完全由游离氨基酸按一定配比制成。将AAF用于牛奶蛋白过敏治疗时，因其完全不含过敏原，故治疗有效率高达99%。由于AAF的价格较贵，且口感较苦，故在临床上长时间应用较为困难。据文献报道，以下四种情况者应首选AAF：

（1）对eHF过敏者。

（2）使用eHF2～4周后过敏症状无明显改善者。

（3）嗜酸性食管炎患儿。

（4）多食物过敏患儿。

4.特应性皮炎患儿是否需要进行食物回避　食物过敏与6月龄内婴幼儿特应性皮炎关系密切，尤其是中重度特应性皮炎。约40%的特应性皮炎患儿同时存在食物过敏；中重度特应性皮炎患儿食物过敏的发生率可高达33%～63%。其中，鸡蛋是特应性皮炎患儿最常见的过敏原，其次是牛奶蛋白。因此，并非所有特应性皮炎患儿均需进行食物回避。当12月龄（尤其是6月龄）内婴儿患有中至重度特应性皮炎，常规治疗效果不佳时，应进一步询问过敏性疾病家族史及其他伴随症状（如消化道、烦躁、睡眠不安等）。若上述情况存在，则需考虑进行食物过敏诊断；当确定食物蛋白为特应性皮炎促发因素时，应在特应性皮炎治疗的同时进行致敏食物的回避和替代。若特应性皮炎发生与食物过敏无关时，不需进行饮食干预，以免不必要的回避造成儿童的营养不均衡，甚至营养不良。

5.食物特异性IgG　由于食物蛋白进入人体后都会诱导机体产生食物特异性IgG抗体，故临床上不能以食物特异性IgG检测作为诊断食物过敏的方法。

六、热点聚焦

1.食物过敏的治疗进展

（1）特异性免疫疗法（SIT）：过敏原免疫疗法是指通过给予病人小剂量过敏原调节机体免疫反应以治疗过敏性疾病。过敏原免疫治疗最早开始于1911年,用于治疗花粉过敏,目前已广泛用于治疗过敏性鼻炎及哮喘,近年来也成为治疗食物过敏的研究热点。免疫治疗食物过敏的最终目标是使病人达到永久性的耐受状态。近期研究显示,口服免疫疗法及舌下免疫疗法作为治疗儿童食物过敏的一种新方法,可对食物过敏病人进行安全、有效的脱敏治疗,且用药方便,因此具有良好的应用前景;然而,由于存在一些潜在的风险,免疫治疗目前仅限于研究阶段,尚未被美国FDA批准在临床使用。免疫疗法治疗IgE介导的食物过敏有效性及安全性尚需进一步大样本临床试验证实。

（2）传统中药:传统中医药（TCM）作为治疗过敏的补充和替代疗法以其价廉、有效、副作用小等多种优点,越来越受到国内外学者的关注。国内学者使用TCM在临床治疗中的疗效报道更多,如"过敏煎"、"小青龙汤"、"小柴胡汤"等经大量临床试验证明对各种过敏性疾病均有效;苍耳、荆介等可治疗荨麻疹、湿疹;杏仁、麻黄等治疗哮喘疗效满意;浮萍、防风、苏叶等对气候寒温失调或鱼虾等食物过敏有一定疗效。近年来,国外学者也开始使用TCM治疗复发性过敏性皮炎、儿童哮喘、荨麻疹等疾病使临床症状减轻,复发率下降而副作用不明显。对于食物过敏的中药治疗也取得较大的进展,含有11种中草药配方的食物过敏治疗配方FAHF-2在美国已进入临床试验阶段。因此,TCM作为过敏性疾病的补充和替代疗法已得到临床试验和动物试验的证实,为其进一步研究奠定了基础。

2.部分水解配方预防过敏性疾病高危儿发生过敏性疾病的成本-效益关系　有研究显示,采用部分水解配方奶粉(pHF-W)能有效降低过敏性疾病高危儿特应性皮炎的发生。因此,目前各国过敏性疾病预防指南中均明确指出:纯母乳喂养4～6个月有助于减少后期过敏性疾病的发生;对于母乳不足或是无法获得母乳的过敏性疾病高危儿,采用pHF-W替代喂养是预防过敏性疾病的首选。

pHF-W需要通过工业水解、酶解的方式将牛奶蛋白分解为小分子肽段,以降低其过敏原性,故生产成本较高。临床对采用pHF-W预防特应性皮炎是否具有较好的经济学关系报道较少。近期德国有研究指出,对于过敏性疾病家族史阳性的高危儿,与普通标准配方奶粉喂养组相比,4月龄内采用部分水解清蛋白配方奶粉喂养者,6岁时湿疹的患病风险降低26%～45%,且具有良好的成本-效果关系。Iskedjian等根据欧洲多国母乳喂养率、特应性皮炎发病率及特应性皮炎诊治费用等一系列假设参数计算得出结论,对于过敏性疾病高危儿,在国家有相关政策支持的情况下,以pHF-W喂养至4月龄预防特应性皮炎,相比标准配方,对国家、家庭及社会具有较好的成本效果关系。

然而,以上所有关于过敏性疾病预防的建议均是针对高危儿,对于家族史阴性儿童如何预防过敏性疾病尚缺少相关临床资料。因此,能否对无法纯母乳喂养的过敏性疾病家族史阴性婴儿采用pHF-W进行预防及其成本-效果关系如何在学术界一直存在争议。中国作为一个发展中国家,拥有自身特殊的医疗体系、保健制度以及劳力花费,每个婴儿的配方奶粉费用及其治疗湿疹的费用基本都是家庭承担。因此,对于pHF-W预防过敏性疾病的成本.效果关系尚需在中国进行大样本的研究证实。

第二节　食物不耐受

一、疾病概述

食物不耐受常用于描述通过病史或激发试验证实的症状是由食物引起,但尚无证据表明有免疫因素参与的食物不良反应。目前认为食物不耐受的发生机制包括酶缺陷、药理作用或未分类三种。乳糖酶缺陷乳糖酶缺乏(LD)是最多见的食物不耐受,然而,其他原因引起的食物不耐受并不少见。据报道,人群中约 20% 的食物不耐受与药理作用相关。食物中含有的某些天然组成成分,如酒和甲壳类动物中含有的生物胺,可诱发出某些个体的临床症状。当发生机制或是原因不清楚时,这些反应就被归入未分类的食物不耐受,如对某些食物添加剂、食用色素和调味品的不耐受。此外,一些在摄入食物或食物添加剂后出现的反应也可被归入心因性或是心理躯体症状。

由于食物不耐受的机制尚未完全明确,因此对于其患病率并不清楚。基于访谈或是问卷获得的流行病学资料通常很难将食物不耐受与食物过敏区分开,因此结果并不可靠。然而,一些数据显示食物不耐受的患病率可能高于食物过敏,约为 5%～20%。

二、诊断方法

【临床表现】

食物不耐受的症状可能与食物过敏的症状相似,也可累及胃肠道、呼吸道及皮肤等各器官系统。常见临床表现包括肠易激、头痛、偏头痛、倦怠、行为问题及荨麻疹。某些病人甚至会出现哮喘,偶可见过敏性休克样反应。食物不耐受的症状通常是剂量依赖性的且迟发出现（数小时至数天），因此在临床上寻找可疑食物及化学成分较为困难。在临床上可能会发现对某种化学物不耐受的家族史。

1.酶缺陷型食物不耐受 "酶缺陷型食物不耐受"是指由于机体中某种酶的缺陷，导致在摄入某类食物或添加剂后出现临床症状。最常见的酶缺陷型食物不耐受为乳糖酶缺乏，此类病人由于肠道缺少消化乳糖的酶而造成在进食乳糖后出现腹痛、腹泻等症状。本病可能为遗传缺陷，也可能是肠道感染后暂时性问题。其他的酶缺陷型食物不耐受非常罕见。

2.药理因素所致食物不耐受 药理因素所致食物不耐受可由食物添加剂或天然食物中所含的血管活性胺直接作用引起。血管活性胺对于血管系统具有直接或间接作用。酪胺在偏头痛和慢性荨麻疹的发生中有重要作用，尤其是在应用抗抑郁药单胺氧化酶抑制剂后。患儿通常对血管活性胺，如组胺、酪胺、苯乙胺和5-羟色胺具有较低的反应阈值，故在进食含有一种或多种胺类成分的少量食物后即可出现症状。含有大量组胺和酪胺的食物通常为发酵食物，如奶酪、酒精饮料、鱼罐头泡菜和金枪鱼等。需要注意的是，食物不耐受病人可能同时对多种化学物发生反应，而这些化学物又可能在很多食物中存在，这给诊断带来一定困难。

3.未分类食物不耐受 某些个体对一些复合物，如食用色素、偶氮染料（如柠檬黄）和非偶氮染料（如樱桃红）、调味品（如阿斯巴甜、谷氨酸钠等）、防腐剂（如硫化物、苯甲酸酯、苯甲酸和山梨酸）、抗氧化剂（丁基羟基茴香醚、二丁基羟基甲苯）等发生反应被归类于未分类食物不耐受。对非甾体类抗炎药（NSAID）不耐受者可能亦会对某些食物添加剂产生症状，如苯甲酸衍生物、偶氮或非偶氮染料、硫化物。

4.中国餐馆综合征 中国餐馆综合征症状包括在进行后迅速出现的上胸部、颈部及面部麻木、烧灼，压迫及紧张感，通常是由增强味道的谷氨酸钠(MSG)引起。

【诊断】

对于在反复摄入某种食物后出现相同症状者,诊断食物不良反应很容易,但要区分是食物过敏或是食物不耐受时则会相对困难。因为很多症状可能存在一些潜在的原因。相同的食物在不同个体可能出现不同症状;而不同食物可能在同一个体也会产生不同的症状;即使是同一个体的症状表现也可能随时间变化而改变。因此,咨询过敏专科医师对于诊断食物不良反应及类型很重要。

对于食物不耐受目前尚缺少可靠的诊断方法。症状、化学促发剂及耐受量对于每个个体都可能不同,故其诊断需要个体化。由于免疫系统未参与,皮肤及血液试验不能帮助诊断;症状和家族史的采集非常重要,因为患儿的家族中可能存在类似对食物或是化学物不耐受的症状。因此,食物不耐受的确诊更侧重于病史及饮食史采集,而后将可疑食物或是化学成分从饮食中排除,当症状改善且通过激发试验再次诱发出症状即可确诊。当怀疑化学成分是导致食物不耐受的主要因素,在回避试验过程中,还应注意避免水杨酸酯、胺类、谷氨酸、调味品、防腐剂及食用色素。若回避后症状明显改善,可以将其加入普通食物中或是将其包装入胶囊中通过 DBPCFC 进行确诊。DBPCFC 仍然是诊断食物不耐受的重要手段。

【乳糖不耐受】

乳糖不耐受(LI)指由于小肠黏膜乳糖酶缺乏(LD),导致乳糖消化吸收障碍而产生腹胀、腹痛及腹泻等一系列临床症状。当乳糖酶缺乏只引起乳糖消化吸收障碍而无临床症状,则称为乳糖吸收不良(LM)。

LD 在人类普遍存在,呈常染色体隐性遗传。虽然 LD 的发生无性别差异,但却存在明显的种族差异。报道显示,欧洲地区约为 $2\%\sim$ 23%;美国白种人为 $6\%\sim22\%$;黑种人及犹太人约为 $60\%\sim80\%$;东亚人群发生可高达为 $95\%\sim100\%$。我国汉族人群 LD 的发生率为

75%～95%；儿童3～5岁组、7～8岁组和11～13岁组中，LD的发生率分别为38.5%、87.6%和87.8%。

1.病因及分类 根据LD的原因不同，在临床上常将其分为4种类型。

(1)先天性LD(CLD)：属于罕见的常染色体隐性遗传病。乳糖酶的产生由LCT基因所控制，当LCT基因发生突变时，造成乳糖酶合成障碍，在出生时乳糖酶几乎完全缺失，故可在新生儿期即出现症状，且终生不能耐受乳糖，未经治疗可引起死亡。

(2)成人型(原发型)LD：为最常见类型。LCT基因表达与MCM6基因上的两个单核苷多态性基因有关(C/T13910和G/A22018。研究发现，基因型CC-13910造成乳糖酶缺乏，而基因型CT-13910、TT-19910时乳糖酶则持续产生。而基因型CC-13910在绝大多数种族表达，故乳糖酶水平在断乳后逐渐下降至出生时的5%～10%，即为原发性LD。然而，在某些种族，如经常食用乳制品的北欧白色人种，其LCT基因可终生保持产生乳糖酶的能力。

(3)继发性LD：乳糖酶位于小肠绒毛表面，其活性在空肠中最强，在十二指肠和末端回肠则低。因此，各种引起小肠绒毛广泛损伤的疾病都可导致乳糖酶分泌不足或活性降低，即为继发型LD，如感染性腹泻、肠道手术、急性胃肠炎、局限性回肠炎、乳糜泻、短肠综合征、克罗恩病、β-胰蛋白缺乏症，或因服用新霉素或对氨基水杨酸等药物。在婴幼儿期，继发性LI较为常见，常由腹泻引起，其中轮状病毒性肠炎导致继发性LI的发生率最高。

(4)乳糖酶相对不足：当乳糖摄入量超过小肠内正常水平乳糖酶分解能力时，形成乳糖酶相对不足，导致部分乳糖不能被分解吸收，继而发生LI。这可能是部分婴儿发生人乳性腹泻的原因之一。

2.病理生理

(1)乳糖的代谢：乳糖是哺乳动物乳汁中特有的糖类，由1分子D-

葡萄糖和 1 分子 D-半乳糖 β-1,4-糖苷键结合而成的双糖,是人体的能量来源之一。人乳中乳糖含量约为 70g/L,牛乳约为 47g/L。乳糖能够促进钙的吸收、调整肠道菌群(在结肠内促进乳酸菌和双歧杆菌的生长)、水解后所产生的半乳糖对婴幼儿的智力发育具有促进作用。因此,乳糖与人体健康,特别是婴幼儿的健康有着密切的关系。乳糖为双糖,其消化吸收需要乳糖酶的参与。

8～34 周胎儿即可检测出乳糖酶活性,并随胎龄增长而逐渐上升;至胎儿晚期增长更为迅速,婴儿期达到峰值。大多数人的乳糖酶活性持续至 2～15 岁,然后下降到成人水平,大约为正常婴儿酶活性水平的 5%～10%。发展中国家乳糖酶活性开始下降的年龄多为 1～3 岁;而在发达国家,乳糖酶活性下降则发生在 8 岁以后。我国 87% 的儿童乳糖酶活性下降的年龄在 7～8 岁。白色人种,尤其是北欧人群,乳糖酶活性可终生持续稳定或稍有下降而维持正常水平。

食物中的乳糖进入机体后,首先被小肠中的乳糖酶分解为葡萄糖和半乳糖,再通过小肠绒毛中与钠离子结合的蛋白质及 ATP 作用,主动转运吸收。半乳糖比葡萄糖的吸收速度更快。葡萄糖被吸收后进入机体的葡萄糖池而被利用。半乳糖主要是在肝脏中转化成葡萄糖,尿苷二磷酸半乳糖-4-表异构酶对这一代谢途径起调节作用。正常情况下,94% 的半乳糖通过这条途径代谢;其余由红细胞代谢或由尿排出:尿中半乳糖的浓度约为血中的 10 倍。

(2)LI 的发病机制:任何原因致小肠黏膜受损时,绒毛顶部含双糖酶(包括乳糖酶)的上皮细胞丢失,造成乳糖酶分泌不足;加上修复后不成熟的上皮细胞乳糖酶活性较低,均可引起食物中乳糖不能被完全消化吸收,导致未吸收的乳糖在肠腔内停留。一方面使肠腔内渗透压增高,导致水和钠离子、氯离子向肠腔内运转,直到肠内容物与细胞外液的渗透梯度达到平衡,肠腔液体的增加可促进肠蠕动,加速肠内容物通过,引起水样便。另一方面,未消化的乳糖到达末端回肠和结肠时,部分被细菌代谢为乳酸、乙酸和氢气,进一步增加了肠腔的渗透压力,促进腹泻的发生,严重者可发生脱水、酸中毒。

3.临床表现　完全乳糖酶缺乏很罕见,部分缺乏者是否发生临床症状受多种因素影响。个体是否发生临床症状取决于乳糖酶活性水平、乳糖摄入量、胃肠道转运及结肠菌群代谢乳糖的能力。

先天性 LD 于新生儿哺乳后 1～2 小时即出现以腹泻为主的症状,伴有腹胀、肠鸣音亢进,重者出现呕吐、失水、酸中毒。大便常为水样、泡沫状,呈酸性。继发性 LD 症状多于摄入一定量乳糖后 30 分钟至数小时内发生,表现恶心、腹胀、腹痛、腹泻等。水样泻是婴幼儿期的主要症状,可表现为急性、严重腹泻,甚至明显失水,粪便常呈水样,并伴有恶心、呕吐、腹胀和腹痛。严重或长时间的腹痛或腹泻等会影响儿童的生长发育,甚至导致营养不良或机体的水电解质酸碱平衡紊乱,也会相互影响形成恶性循环。在年长儿和成人表现可不典型,腹泻虽然为水样,但可为间歇性或以腹部绞痛、腹胀为主要症状。

4.诊断　目前诊断 LD 的实验室检查包括氢呼气试验、粪还原糖测定、血或尿半乳糖测定法、乳糖耐量试验、空肠活检与酶测定等。临床上,即使实验室检查结果阳性,仍需限制乳糖摄入后观察症状好转情况加以证实。

(1)H_2 呼吸试验(LHBT):正常人在摄食 1～3 小时内,因摄入的糖未到达结肠,呼气中不含有氢气。当 LD 或乳糖酶活性降低时,乳糖不能完全被水解和吸收,未吸收的乳糖在结肠内被结肠菌群酵解生成氢气,部分被吸收入门脉循环和通过吸收呼出。因此,测定呼出氢水平可间接反映乳糖的消化吸收状况。方法为:病人整夜禁食后采取基础呼气样本,然后口服乳糖溶液 2g/kg,在 3 小时内每隔 30 分钟采集呼气样本,通过气相色谱分析氢含量。当呼出气体中氢含量高于基线值 20ppm(20×10^6 mmol/L),则 LHBT 阳性。若 LHBT 阳性而无临床表现者为 LM;出现腹胀、肠鸣、排气增多、头晕、腹痛腹泻等症状,其中 2

项或 2 项以上者为 LI。LHBT 方法灵敏、准确、简便,已成为应用最广的研究乳酶缺乏的方法。但约有 2% 的人群不产生氢气,睡眠、吸烟、情绪变化、试验前饮食以及抗生素的使用等均会影响试验结果。

(2)粪还原糖测定:当 LD 或乳糖酶活性降低时,部分乳糖经大便排出体外,使粪中还原糖增加。年长儿和成人结肠清除力强,粪便还原物质非常少,故本方法主要用于婴儿。国内常用的方法有醋酸铅法和班氏试剂法。均为半定量法,乳糖含量多少与沉淀物质及其颜色有关。当粪便中乳糖含量＞0.25g/dl 为阳性,是诊断乳糖吸收不良的指标。因醋酸铅法具有较高的灵敏度及特异性,故可作为健康人群普查 LD 的方法。

(3)尿半乳糖测定:当 LD 或乳糖酶活性降低时,乳糖不能完全被水解为葡萄糖及半乳糖。当尿中半乳糖水平＜2mmol/L 时提示乳糖酶缺乏。该方法具有采样简单、操作简便、特异性和灵敏性较高等优点。

(4)口服乳糖耐量试验(OLTT):禁食 4～8 小时后口服乳糖 2g/kg,每 30 分钟测血糖共 4 次。如血糖呈低平曲线,升高＜20mg/dl(1.1mmol/L),应考虑 LD 可能。但胃排空延迟,葡萄糖、半乳糖吸收和代谢异常均可影响结果。

(5)乳糖酶活性检测:是唯一直接测定乳糖酶的方法,为诊断的"金标准"。取空肠活检,酶的活性用每克组织匀浆每分钟水解微克底物为单位表示。每克黏膜(湿重)的乳糖酶活性低于 2μg,即可认为乳糖酶缺乏,该方法较为可靠,但为有创操作,很少用于临床。

(6)基因诊断:研究发现基因型 CC-13910 与乳糖酶持续呈负相关,而基因型 CT-13910、TT-19910 与乳糖酶持续呈正相关。若检测出基因型为 CC-13910,即为乳糖酶缺乏。基因诊断方面虽然快速,但由于存在种族差异,如在非洲和亚洲未发现 C/T-13910 多肽性与乳糖酶持续相关,因而此方法适用面较窄。

5.治疗　治疗原则是限制饮食中乳糖含量以改善临床症状,并以适当替代食物保证营养。

(1)调整饮食中乳糖含量:人群中能耐受摄入的乳糖量具有个体差异。部分学者推荐从小量开始逐渐增加食物中乳糖含量,以能耐受为度,以提供部分支持儿童生长发育的营养成分。

(2)无乳糖配方替代:无乳糖配方奶粉以麦芽糖糊精为碳水化合物来源,易于消化吸收,渗透性低,降低肠黏膜对高渗透性食物的敏感性,有利于减轻腹泻症状;同时,无乳糖配方能保证蛋白质的足量供应和良好利用,因而有助于促进儿童正常生长发育。继发性 LI 患儿给予去乳糖配方短期干预即可治愈,而先天性 LI 患儿则需终生使用。

(3)补充乳糖酶:在牛奶中加入乳糖酶(β-半乳糖苷酶),经过一定时间和温度的消解,利用乳糖酶分解乳糖,达到降低乳糖的目的。

(4)发酵乳及益生菌:发酵乳通过在牛奶中加入保加利亚乳杆菌和嗜热链球菌,利用乳酸的发酵作用制成。在活菌的 β-半乳糖苷酶作用下,牛奶中 25%～50%的乳糖在发酵过程中被乳酸菌分解,使酸奶中的乳糖水平降低。发酵乳是解决 LI 病人乳制品摄入的一个好方法,但缺点是成本较高,不宜长期保存。此外,有研究表明益生菌能促进动物小肠绒毛上皮细胞增生,迁移替代病损的绒毛上皮细胞,有利于乳糖酶的恢复及治疗继发性 LI 引起的腹泻。持续摄入益生菌和酸奶有明显改善 LI 症状的作用。这可能与结肠 β-半乳糖苷酶活性增加有关。

三、治疗决策

与食物过敏相同,目前尚无针对食物不耐受的特殊治疗方法,饮食回避是唯一有效的措施。但是,对于化学成分的不耐受常常具有剂量依赖性,因此可以在专业医师的监测下采用低化学成分饮食,然后逐渐增加可疑化学成分的量,以寻找病人可以耐受的阈值。同时,病人还需在营养师的指导下获取充足而均衡的营养以支持正常生长发育。

四、常见问题和误区防范

食物过敏与食物不耐受的区别两者均属于对食物的不良反应,但前者是由免疫机制介导,而后者尚无免疫学参加的证据。因此,两者的诊断流程并不完全相同。食物过敏可以通过皮肤点刺试验或血清特异性 IgE 抗体进行初步筛查,而食物不耐受的确诊更侧重于病史及饮食史采集。尽管如此,两者的诊治均需采用 DBPCFC 和饮食回避。

第五章　环境污染性疾病

第一节　铅中毒

【概述】

儿童铅中毒是因儿童接触铅而导致体内铅的负荷超过一定标准,达到一个对其生长发育产生危害的水平称之为儿童铅中毒。0～6岁儿童对铅的毒性最为敏感,是铅暴露的高危人群,或称易感人群。

1890～1897年间,澳大利亚布里斯班儿童医院 Turner 医生遇到一些原因不明的外周性瘫痪病例,后确诊为儿童铅中毒。1904年,Turner 医生的同事 Gibson 发现,儿童啃食围栏和墙壁上的含铅油漆片是儿童铅中毒的病因。1923年,美国通用汽车公司的工程师首次将四乙基铅作为抗爆剂添加进汽油中获得成功后,由于汽车工业的发展,含铅汽油在世界范围内广泛使用,通过汽车尾气的排放造成全球性严重铅污染,人群血铅水平普遍升高。

20世纪60年代,美国发现许多铅中毒性脑病的儿童与误食旧房屋中含铅油漆墙壁的脱落油漆片有关。随着医学和经济的快速发展,对儿童铅中毒的认识逐步从症状性铅中毒过渡到亚临床铅中毒。1970年,美国国家疾病控制中心(CDC)首次将儿童可接受的血铅水平上限从成人职业性铅中毒诊断标准的 $600\mu g/L$ 下调到 $400\mu g/L$。1971年初,由美国总统签署的"含铅油漆中毒预防法案"规定联邦政府资助社区建立血铅筛查项目,铲除住宅中含铅油漆,限制用于住宅、玩具和家具的油漆含铅量。在随后的十年间,美国共筛查了近400万1～6岁儿童,发现其中 6.2％血铅水平超过 400μg/L,数万名儿童接受了驱铅治疗。随着研究的深入,发现血铅水平在更低的情况下仍然可对儿童生长发育产生危害,1975 年美国 CDC 再次将儿童可接受的血铅水平上限下调到 300μg/L。同年,美国开始降低汽油中四乙基铅的添加量,并制定了逐年降低汽油中铅的添加量预期目标。但直到 1995 年底,美国才完全停止使用含铅汽油,同时加拿大于 1990 年彻底停止使用含铅汽油,英国到 2000 年也停止使用含铅汽油。我国自 1997 年 6 月 1 日起,北京、上海等城市先后开始推广使用无铅汽油,到 2000 年 7 月 1 日为止在全国范围内完全停止生产和使用含铅汽油。据统计,到 2014 年全球仍有 6 个国家在使用含铅汽油。

随着对铅毒性与儿童健康研究的不断深入,发现即使是在更低的水平,铅也会导致儿童神经系统的发育损害,仍然可以导致儿童出现认知能力下降、行为异常。1985 年,美国 CDC 修改儿童铅中毒的诊断标准为血铅水平≥250μg/L;1991 年,再次将儿童铅中毒的诊断标准进行了修订,当儿童血铅水平≥100μg/L,不管是否伴有任何临床表现和血液生化改变,均可诊断为铅中毒。1996 年,被我国学者引进,推动了我国儿童铅中毒防治工作的开展。2012 年底,美国 CDC 再次提出将儿童血铅干预水平下调到 50μg/L。在我国,又有大众对“中毒”一词的过度敏感,以及 2000～2005 年间所引起的“铅恐慌”,卫生计生委将儿童血铅水平≥100μg/L 作为干预水平,将儿童血铅水平 100～199μg/L 称之为高铅血症,需要进行临床干预;当儿童血铅水平≥200μg/L 称之为铅中毒,不仅需要给予临床干预,部分儿童则需要进行驱铅治疗。

在过去的三十多年中,美国的儿童铅中毒预防工作无疑做得十分成功。将全美第三次健康和营养调查(NHANES Ⅲ,)与第二次(NHANES Ⅱ)进行结果比较发现,1～5 岁儿童平均血铅水平从 149μg/L 下降到第一期的 36μg/L,第二期(1992～1994)的 27μg/L,儿童血铅水平≥100μg/L 的比例从 87.8％下降到 8.9％和 4.4％最近一次

NHANES 调查显示 1～5 岁儿童血铅水平(几何均数)下降至 $19\mu g/L$，血铅 $\geqslant 100\mu g/L$ 的儿童下降为 1.6%。

我国儿童铅中毒防治研究始于 20 世纪 80 年代末期,国内学者研究发现我国工业污染区的儿童血铅平均水平高达 $200～400\mu g/L$,儿童铅中毒的流行率为 85%;无明显工业污染的普通市区儿童血铅水平也在 $100\mu g/L$ 左右。研究还发现血铅水平与儿童的智商呈负相关,也就是说高铅儿童的智商明显低于低铅儿童。这些研究成果推动了我国汽油无铅化的进程,仅用了 3 年多的时间便在全国范围内完成了汽油无铅化过程。

近年来,随着各级政府和社会各界对控制环境污染的重视和综合治理,除少数涉铅工业污染区外,我国儿童平均血铅水平已出现明显下降。

我国城市 0～6 岁儿童平均血铅水平由 90 年代末的 $70～100\mu g/L$,下降到 2009 年的 $25～60\mu g/L$,儿童血铅 $\geqslant 100\mu g/L$ 的比例也由 90 年代末的 30%～50%.下降到 2009 年的1.5%～15%。

【病因】

1.儿童是铅毒性的高危人群　儿童处于快速的生长发育阶段,血脑屏障功能不成熟,神经系统对铅的毒性特别敏感,极易受到铅毒性的损害。同时,儿童手-口动作较多的生理发育特点,使儿童易将铅摄入体内;儿童消化道、呼吸道吸收率比成人高 5～10 倍,肾脏排泄铅的能力显著低于成人。因此,儿童是铅毒性的高危人群,特别是 0～6 岁儿童。

2.铅的污染源

(1)工业环境铅污染:国外早期铅的污染源主要来自工业污染和含铅汽油的广泛使用以及室内含铅油漆问题。全球仅有非洲极少数国家还在使用含铅汽油,因此汽油作为环境铅污染来源的地位已明显降低。

目前世界上铅的最主要用途是制造蓄电池,占全世界总消耗量的40％。此外,金属冶炼、机械制造、印刷、造船、电缆制造、不规范的蓄电池和电子垃圾回收等工业都是引起环境铅污染的重要行业。近来发达国家将一些铅污染工业转移到发展中国家,而发展中国家则从城市向乡村转移,加重了发展中国家和贫困地区铅的污染。我国主要是工业污染,包括铅的开采、冶炼、生产、使用和回收过程所造成环境铅污染。

我国汽车工业、助动车工业的发展对铅酸蓄电池的需求激增,由此带动了铅矿开采、冶炼、蓄电池制造、蓄电池回收等相关工业的快速发展,同时近年来很多铅工业由城市迁往农村,由于乡镇企业工艺落后、缺少环保措施、缺乏环保意识,已经在部分地区造成严重的铅污染,群体性铅中毒事件时有发生。

近年来,电子垃圾的不规范回收拆解成为新的铅污染源。据报道全世界70％的电子垃圾通过走私等方式运往我国沿海地区,成为新的铅污染源。据报道我国汕头市某地区因不规范的电子废物回收拆解导致污染区儿童的平均血铅水平达153μg/L,81.8％的儿童血铅水平＞100μg/L。

(2)生活习俗和偏方药物:生活源性铅污染也是造成儿童铅中毒非常重要的原因。由于铅化物有止惊、化痱和收敛作用,民间有些土方、偏方中会使用铅化物矿粉,这些铅化物包括四氧化三铅(红丹)、氧化铅(黄丹)、碱式碳酸铅等。因此,临床上有许多因外敷或内服含铅化合物治疗白癜风、皮肤湿疹、癫痫、腹泻、咳喘、口腔疾病及驱虫等而导致铅中毒的病例。其中最常见,也最为严重的,就是给新生儿或婴幼儿使用红丹粉(又称桃丹)或黄丹粉等铅化物,将其单独使用或掺入市售爽身粉中进行皮肤护理,在很多地区是一种传统习俗,这一传统习俗主要分布在江西和福建省的大部分地区以及浙江南部和江苏北部地区,近年来上海浦东地区也出现不少家庭使用黄丹粉护理皮肤而导致儿童铅中毒的情况。由于儿童,特别是婴幼儿的手-口动作多,在使用含铅丹粉护理皮肤的同时,极易造成误食而中毒;而在北方,经常有用铅化物粉末治疗口腔溃疡的习俗,也极易引起儿童铅中毒;在浙江部分地区有用锡壶盛放料酒或饮料的习俗,造成了许多家庭儿童铅中毒。

【发病机制】

胎儿体内铅污染是从含铅高的母体经血液从胎盘获得。生后铅可从消化道、呼吸道进入儿童体内。如儿童80％的铅从消化道进入体内;呼吸道次之,约为15％。一般情况下,铅很少从皮肤吸收。

消化道中的铅从小肠吸收入血。铅在肠道吸收率还受食物的影响,空腹吸收率高,脂肪可促进铅的吸收,钙、铁、锌等元素可抑制铅的吸收。血液中的铅99％存在于红细胞内与血红蛋白结合,随血液进入脂肪、肌肉、脑、内脏等软组织,最后长期蓄积在骨骼和牙齿,仅极少部分的铅从大便、小便排出。血液中铅的半衰期约为25～35天,骨骼中铅的半衰期长达10～20年。因此,测定血铅水平可获得机体近期铅暴露情况,骨骼中的铅水平则反映长期铅暴露状况。

1.铅的神经系统发育毒性 铅是具有神经毒性的重金属元素,对发育中的儿童神经系统的影响是铅危害儿童健康的最主要方面。年龄越小对铅毒性越是敏感,胎儿最容易受到铅毒性的危害。大脑前额叶皮质、海马、小脑,这些调节情感、认知、记忆的解剖结构则是铅神经毒性的首要受损部位。国内外的研究都发现环境铅污染越严重的地方,儿童智力低下的发病率越高;儿童的血铅水平每上升 $100\mu g/L$,其智商(IQ)要下降6～8分。研究还发现儿童过高的血铅水平与儿童多动症、注意力不集中、学习困难、攻击性行为以及成年后的犯罪行为有密切相关。

2.铅对儿童骨代谢的影响 铅进入儿童体内后,75％以上铅蓄积在骨骼中,而骨铅半衰期较长,并可保持相对稳定。有研究发现血铅与儿童的体重、身高、躯干、腿长及臂长呈负相关,血铅每增加 $10\mu g/L$,身高则减少 5mm,腿长与躯干长度的减少男性比女性明显,而臂长的减少女性比男性多见。研究显示铅能损伤甲状旁腺,从而影响甲状旁腺激素生成及维生素 D_3 羟化,进而干扰钙磷代谢。铅影响骨骼代谢的机制为:铅可导致成骨细胞活性下降,影响骨骼形成;铅包涵体出现在破骨细胞的胞质和胞核中,不同程度影响破骨细胞的骨吸收;通过影响甲状旁腺激素的水平导致钙磷代谢障碍。

3.铅毒性作用　能使人红细胞的变形能力降低,从而使红细胞的功能减弱、寿命缩短;此外,铅能抑制血红素的生成而引起儿童贫血,血中的铅 95％ 存在于红细胞中,当血铅超过 $100\mu g/L$ 时即可发生贫血可能。且铅中毒性贫血与缺铁性贫血同样表现为小细胞低色素性贫血,不同的是,铅中毒性贫血时铁蛋白无明显降低,而红细胞计数及锌原卟啉较缺铁性贫血明显降低,可根据这一点区分铅中毒性贫血与缺铁性贫血。

4.铅对儿童肾功能的影响　人体内的铅负荷最先通过肾脏排出,其中的滤出部分在肾小管中被重吸收。当达到肾脏排铅的最大量时,铅在肾中的浓度急剧升高。铅开始浓缩、沉积在近曲小管上皮细胞中,进而导致肾脏结构及功能的损伤。

5.其他　铅除了对人体神经系统、肾脏系统等造成严重影响外,还可对消化系统、免疫系统等造成一定影响,铅中毒儿童较多出现便秘、腹泻、腹痛及食欲缺乏等消化功能紊乱表现,而且铅中毒儿童免疫力降低,易引起呼吸道感染、消化道感染等。

【临床表现】

儿童铅中毒可能伴有一些非特异的临床表现,包括:消化系统、造血系统、神经系统等症状,部分儿童可有异食癖症状。

1.神经系统　当儿童血铅超过 $100\mu g/L$ 多表现多动和注意力不集中,当儿童血铅高于 $250\mu g/L$ 时,部分儿童会表现为烦躁、冲动、易激惹等;在年长儿,当血铅水平高于 $400\mu g/L$ 可表现为失眠、情绪不稳等;当血铅水平高于 $700\mu g/L$,则有少数儿童会出现头晕、头痛;当儿童血铅水平超过 1000μg/L，可出现惊厥等铅中毒性脑病症状，甚至昏迷。

2.消化系统　铅中毒儿童可出现腹痛、便秘、腹泻、恶心等表现，血铅高于 700μg/L 时，可出现严重的腹绞痛症状。

3.造血系统　当儿童血铅水平高于 200μg/L 以上时，可出现轻度贫血；儿童血铅超过 400μg/L 以上时，贫血加重，表现为面色苍白、乏力等贫血缺氧症状。

【实验室检查】

1.全血铅水平测定　分筛查和诊断两个层面，筛查可用末梢血或静脉血全血标本，诊断通常必须用静脉血。在测定血铅水平时，通常采用 EDTA 或肝素抗凝管采集静脉血 1～2ml，用石墨炉原子吸收分光光谱仪或电感耦合等离子质谱仪，有时也用电化学方法或金属炉血铅测定方法，血铅测定必须有严格的质量控制措施，以确保血铅测定结果的准确性。

2.红细胞游离原卟啉（FEP）　当儿童血铅水平超过 200μg/L，血液中红细胞游离原卟啉通常超过 350μ/L。

3.血常规检查　全血细胞计数，通常会表现为小细胞低色素性贫血，应与缺铁性贫血进行鉴别。

【诊断】

1.高危因素　生活在工业性铅污染环境的儿童，特别是 0～6 岁手-口动作较多的孩子；父母或家人从事铅相火的职业；或有生活性铅暴露机会的儿童。

2.临床表现　儿童铅中毒可伴有某些非特异的临床症状，浊Ⅱ腹隐痛、便秘、贫血、多动、易冲动等。血铅≥700μg/L 时可伴有昏迷、惊厥等铅中毒脑病表现。

3.儿童铅中毒的诊断标准　不同国家或地区、不同年代有不同的诊断标准，多数国家参照美同 CDC 的诊断标准。目前认为儿童血铅水平低于 100μg/L，是可以接受的铅水平，但铅对儿童生长发育的危害没有最低域限值,任何水平铅暴露可能都是有害的。2006 年 2 月,我国卫生计生委颁布的儿童铅中毒的诊断标准是:连续两次静脉血铅≥200μg/L 时,儿童有铅暴露的高危因素和临床表现,即可诊断儿童铅中毒;当血铅水平 100~199μg/L 时,儿童有铅暴露的高危因素,即使无任何临床表现,仍可诊断儿童高铅血症。

【治疗】

1.治疗原则　脱离铅污染源;卫生指导,纠正手-口不良习惯;营养干预;进行驱铅治疗。

2.驱铅治疗　驱铅治疗是通过驱铅药物与体内铅结合并排泄,以达到阻止铅对机体产生毒性作用。驱铅治疗只用于血铅水平在中度及以上铅中毒。

【预防】

1.洗手儿童"手-口"动作多是儿童发育成熟过程中的正常行为之一,培养勤洗手的好习惯,特别进食前洗手。应给儿童勤剪指甲,因为指甲缝不仅是虫卵、细菌藏匿的部位,也是大量铅尘藏匿的部位。

2.清洁儿童玩具儿童的玩具或物品可能黏附铅尘,经常清洗,减少铅尘误入儿童体内。术质玩具表面的油漆层可含有铅,不宜选用作为年幼儿童的玩具。

3.减少铅污染

(1)远离工业铅污染:儿童不宜被带到铅作业工厂附近散步、玩耍。生活于工业区附近的家庭应尽可能经常地用湿揩布抹去儿童能触及部位的灰尘。食品和儿童食具不宜直接暴露于空气中,应加罩或置食品柜。从事铅作业劳动的工人在下班前必须按规定洗澡、更衣,工作服和家人、儿童的衣物分开洗涤。母亲为婴儿哺乳前须洗手、更衣。燃煤家庭应将厨房和儿童卧室及儿童玩耍的活动场所分开。

(2)改变不良生活习俗:不食含铅较高的食物,如普通皮蛋(松花蛋)、爆米花等,不饮用锡壶中的水,不使用锡壶中的黄酒作为料酒炒菜食用;不给婴幼儿使用黄丹粉或红丹粉护理皮肤;拒绝使用偏方给孩子治病。应先将水龙头打开约 1～3 分钟,放弃可能有自来水管铅污染的水;不可将这部分自来水用以烹食和为婴儿调制奶制品。儿童应定时进食,少吃太油腻的食品,空腹时铅在肠道的吸收率成倍增加,油腻食物可促进铅在肠道的吸收。儿童膳食中含有足够量的钙、铁和锌可减少铅的吸收。

儿童高铅血症和铅中毒预防指南

儿童高铅血症和铅中毒是完全可以预防的。通过环境干预、开展健康教育、有重点的筛查和监测,达到预防和早发现、早干预的目的。

一、健康教育

开展广泛的健康教育对预防儿童高铅血症和铅中毒十分重要。通过面对面的宣传与指导、知识讲座、发放宣传资料等,传播铅对儿童毒性作用的相关科学知识,改变人们的知识、态度和行为,预防和减少铅对儿童的危害。

(一)知识介绍

医务人员应向群众讲解儿童铅中毒的原因、铅对儿童健康的危害、血铅高了怎么办等问题,使群众了解儿童铅中毒的一般知识。

(二)行为指导

儿童的不良卫生习惯和不当行为可使铅进入体内。通过对家长和儿童的指导,切断铅自环境进入儿童体内的通道。

1.教育儿童养成勤洗手的好习惯,特别是饭前洗手十分重要。环境中的铅尘可在儿童玩耍时沾污双手,很容易随进食或通过习惯性的手-口动作进入体内,长久如此会造成铅负荷的增高。

2.注意儿童个人卫生,勤剪指甲。指甲缝是特别容易藏匿铅尘的部位。

3.经常清洗儿童的玩具和用品。

4.经常用干净的湿抹布清洁儿童能触及部位的灰尘。儿童食品及餐具应加罩防尘。

5.不要带儿童到铅作业工厂附近散步、玩耍。

6.直接从事铅作业的家庭成员下班前必须更换工作服和洗澡。不应将工作服和儿童衣服一起洗涤。不应在铅作业场所(或工间)为孩子哺乳。

7.以煤作为燃料的家庭应多开窗通风。孕妇和儿童尽量避免被动吸烟。

8.选购儿童餐具应避免彩色图案和伪劣产品。应避免儿童食用皮蛋和老式爆米花机所爆食品等含铅较高的食品。

9.不能用长时间滞留在管道中的自来水为儿童调制奶粉或烹饪。

(三)营养干预

儿童患营养不良,特别是体内缺乏钙、铁、锌等元素,可使铅的吸收率提高和易感性增强。因此,在日常生活中应确保儿童膳食平衡及各种营养素的供给,教育儿童养成良好的饮食习惯。

1.儿童应定时进食,避免食用过分油腻的食品。因为空腹和食品过分油腻会增加肠道内铅的吸收。

2.儿童应经常食用含钙充足的乳制品和豆制品;含铁、锌丰富的动物肝脏、血、肉类、蛋类、海产品;富含维生素 C 的新鲜蔬菜、水果等。

二、筛查与监测

儿童铅中毒的发展是一个缓慢的过程,早期并无典型的临床表现。通过筛查早期发现高铅血症儿童,及时进行干预,以降低铅对儿童机体的毒性作用。同时通过筛查资料分析,以评价环境铅污染状况,进行定期监测。

近年来,我国儿童血铅水平总体上呈下降趋势,大多数城乡儿童血铅水平等于或高于 $200\mu g/L$ 的比例很低,因此无需进行儿童铅中毒普遍筛查。但对于存在或怀疑有工业性铅污染地区,可考虑进行儿童铅中毒的筛查。

对生活或居住在高危地区的 6 岁以下儿童及其他高危人群应进行定期监测:①居住在冶炼厂、蓄电池厂和其他铅作业工厂附近的;②父母或同住者从事铅作业劳动的;③同胞或伙伴已被明确诊断为儿童铅中毒的。

儿童高铅血症和铅中毒分级和处理原则

一、诊断与分级

儿童高铅血症和铅中毒要依据儿童静脉血铅水平进行诊断。

1.高铅血症　连续两次静脉血铅水平为 $100\sim199\mu g/L$。

2.铅中毒　连续两次静脉血铅水平等于或高于 $200\mu g/L$;并依据血铅水平分为轻、中、重度铅中毒。

3.轻度铅中毒　血铅水平为 $200\sim249\mu g/L$。

4.中度铅中毒　血铅水平为 $250\sim449\mu g/L$。

5.重度铅中毒　血铅水平等于或高于 $450\mu g/L$。

儿童铅中毒可伴有某些非特异的临床症状,如腹隐痛、便秘、贫血、多动、易冲动等;血铅等于或高于 $700\mu g/L$ 时,可伴有昏迷、惊厥等铅中毒脑病表现。

二、处理原则

儿童高铅血症及铅中毒的处理应在有条件的医疗卫生机构中进行。医务人员应在处理过程中遵循环境干预、健康教育和驱铅治疗的基本原则，帮助寻找铅污染源，并告知儿童监护人尽快脱离铅污染源；应针对不同情况进行卫生指导，提出营养干预意见；对铅中毒儿童应及时予以恰当治疗。

1.高铅血症　脱离铅污染源，卫生指导，营养干预。

2.轻度铅中毒　脱离铅污染源，卫生指导，营养干预。

3.中度和重度铅中毒　脱离铅污染源，卫生指导，营养干预，驱铅治疗。

(一)脱离铅污染源

排查和脱离铅污染源是处理儿童高铅血症和铅中毒的根本办法。儿童脱离铅污染源后血铅水平可显著下降。

当儿童血铅水平在 $100\mu g/L$ 以上时，应仔细询问生活环境污染状况，家庭成员及同伴有否长期铅接触史和铅中毒病史。血铅水平在 $100\sim199\mu g/L$ 时，往往很难发现明确的铅污染来源，但仍应积极寻找，力求切断铅污染的来源和途径；血铅水平在 $200\mu g/L$ 以上时，往往可以寻找到比较明确的铅污染来源，应积极帮助寻找特定的铅污染源，并尽快脱离。

(二)进行卫生指导

通过开展儿童铅中毒防治知识的健康教育与卫生指导，使广大群众知晓铅对健康的危害，避免和减少儿童接触铅污染源。同时教育儿童养成良好的卫生习惯，纠正不良行为。

(三)实施营养干预

高铅血症和铅中毒可以影响机体对铁、锌、钙等元素的吸收，当这些元素缺乏时机体又对铅毒性作用的易感性增强。因此,对高铅血症和铅中毒的儿童应及时进行营养干预,补充蛋白质、维生素和微量元素,纠正营养不良和铁、钙、锌的缺乏。

(四)驱铅治疗

驱铅治疗是通过驱铅药物与体内铅结合并排泄,以达到阻止铅对机体产生毒性作用。

驱铅治疗只用于血铅水平在中度及以上铅中毒。

附:驱铅治疗方法

驱铅治疗时应注意:①使用口服驱铅药物前应确保脱离污染源,否则会导致消化道内铅的吸收增加;②缺铁患儿应先补充铁剂后再行驱铅治疗,因缺铁会影响驱铅治疗的效果。

1.中度铅中毒用于驱铅试验阳性者。驱铅试验的具体方法为:试验前嘱患儿排空膀胱,按 $500\sim700\,mg/m^2$ 体表面积的剂量肌内注射依地酸钙钠,加 2% 利多卡因 2ml 以减少肌内注射时的疼痛。用经无铅处理的器皿连续收集 8 小时尿液,测定 8 小时尿量(L)和尿铅浓度(g/L),以下列公式计算出每毫克依地酸钙钠的排铅量比值 I,I=尿量(L)×尿铅浓度(g/L)/依地酸钙钠(mg)。I≥0.6 驱铅试验为阳性;I<0.6 驱铅试验为阴性。进行该项试验时应注意两个问题:①集尿器皿应在事先进行无铅处理,以确保尿铅测定结果准确。②8 小时中应尽可能多饮水,以保证有足够的尿量,并收集 8 小时内的所有尿液。

治疗首选二巯丁二酸。用法:剂量为每次 $350\,mg/m^2$ 体表面积,每天 3 次口服,连续 5 天,继而改为每天 2 次给药,每次药量不变,连续 14 天。每个疗程共计 19 天。

对无法完全脱离铅污染环境的儿童则应采用依地酸钙钠进行治疗,用量为 $1000\,mg/m^2$ 体表面积,静脉或肌内注射,5 天为一疗程。

停药 4~6 周后复查血铅,如≥250μg/L,可在 1 个月内重复上述治疗;如<250μg/L 则按高铅血症或轻度铅中毒处理。

2.重度铅中毒选择二巯丁二酸治疗,方法同前。依地酸钙钠用量为 1000～1500mg/m² 体表面积,静脉或肌内注射,5 天为一疗程。

疗程结束后每 2～4 周复查一次血铅,如≥450μg/L,可重复上述治疗方案;如连续 2 次复查血铅＜450μg/L,≥250μg/L,按中度铅中毒处理。

血铅水平≥700μg/L,应即复查静脉血铅,确认后立即在有能力治疗的医院住院治疗。根据患儿病史,经口摄入的要排除消化道内大量铅污染物残留,必要时给予灌肠、洗胃等办法。采用二巯丁二酸和依地酸钙钠联合治疗。联合治疗应先用二巯丁二酸治疗 4 小时,当患儿出现排尿后,方可使用依地酸钙钠,否则易导致脑细胞内铅含量过高,出现铅中毒性脑病。治疗期间应检测肝肾功能、水电解质等指标,联合治疗结束后复查血铅,≥700μg/L,可立即重复联合治疗方案;如果≥450μg/L,按重度铅中毒治疗。连续驱铅治疗 3 个疗程后,应检测血中铁、锌、钙等微量元素水平,及时予以补充。并严密观察治疗效果。

第二节　汞中毒

一、疾病概述

汞是一种古老重金属,呈银白色,在常温下呈液态,俗称水银。汞在常温下能蒸发,蒸发量与温度、汞的表面积有关。汞能溶解很多金属,如金、银、锡、镉、铅等,形成合金,称为汞齐。人类将水银用于工业和医学已经超过 3000 年历史,汞的现代用途十分广泛,如提取金银、镀金、医疗器械、仪器、灯具、颜料、药物、鞣革、农药等。汞中毒是接触汞而导致人体内汞的负荷超过一定限度而导致的疾病。汞通常有一价汞(Hg^+)、二价汞(Hg^{++})和元素汞(Hg^0)三种价态形式。

【流行病学】

汞的化合物作为药物最早始于古代中国和印度,用于治疗神志不安、心悸怔忡、失眠、惊痫,消炎杀菌治疗皮肤病,还可作为轻泄药、利尿药和驱虫剂等。因汞入药用而中毒有较多记载,中国汉代之前开始有用朱砂(硫化汞)炼丹服用而导致中毒死亡的病例。现代最严重的汞中毒事件是日本水俣病事件,20世纪50年代初日本九州岛南部熊本县水俣镇出现了一些患口齿不清、面部发呆、手脚发抖、精神失常的病人,死亡率高。镇上4万居民中先后有近万人有此症状。1956年8月由日本熊本国立大学医学院研究报告证实是因该镇居民长期食用八代海水俣湾中含有甲基汞的海产品所致,涉及孕妇和胎儿。20世纪60年代中期,日本新潟县阿贺野川流域发生了类似的甲基汞中毒事件。20世纪70年代,伊拉克也发生了食物甲基汞中毒事件。

日常生活中接触的金属汞主要见于体温计、温度计、血压计等,节能灯、日光灯管中往往也充填汞蒸汽,口腔科最常用的修补牙齿龋洞的填料之一是银汞合金。临床常见儿童因咬破水银温度计头部,误吞水银。偶见在使用腋表、口表或肛表时发生意外,温度计头刺破组织,导致水银残留在体内的病例。血压计使用不当可致水银泄漏,或其他原因有时也有因吸入汞蒸汽而导致的汞中毒病例;也有因经常食用灌装金枪鱼而导致汞中毒的病例;还可见一些误服含汞的偏方药物导致汞中毒的病例。

【汞的代谢】

1.吸收和分布　金属汞及其化合物主要以水银蒸汽或汞化物粉尘经呼吸道进入人体;各种汞的形态均可经消化道吸收,其中水银经消化道的吸收率较低;通常皮肤不吸收汞,但破损的皮肤创面接触水银也可导致经皮肤吸收;有机汞可经消化道、皮肤或黏膜接触吸收,其中胃肠道吸收率高达90%,也易经呼吸道吸收。血液中的汞与血浆蛋白结合,主要分布于肾、肝、心及中枢神经系统。肝内合成金属硫蛋白与汞结合成汞硫蛋白后贮存在肾皮质。金属硫蛋白与汞的结合使汞在肾脏长期蓄积。汞金属硫蛋白与结合耗尽时,汞对肾脏产生毒性作用。有机汞多为脂溶性,进入体内主要与脂肪组织结合,分布于机体的脂肪部分,不易排出;脑组织中含脂肪比例较高,是有机汞的主要靶位。少部分有机汞在体内可以释放无机汞,与无机汞在体内的代谢相同。

2.排出　无机汞主要由肾脏排出,约占总排出量的70％;粪便、汗液、月经等也可排出少量汞。甲基汞经尿排出量约为10％,大部分经胆汁以甲基汞半胱氨酸形式从肠道排出,其中约有50％降解为无机汞,另一部分在肠道内可再吸收,故甲基汞摄入与排出相对平衡时,每天的排出量仅为总负荷量的1％。

【汞的毒理】

无机汞化合物的毒性与其溶解度密切相关,硝酸汞易溶于水,毒性最大,成人致死剂量为0.05～0.25g,升汞(氯化汞)次之,朱砂(硫化汞)的溶解度很小,毒性较其他汞化合物稍低。体内的汞在红细胞内或肝细胞内被氧化为二价汞离子。汞离子易与蛋白质或其他活性物质中的巯基结合,形成较稳定的硫醇盐,使含巯基活性中心的酶失去活性。如汞可与脑中硫辛酸、辅酶A内的巯基结合干扰大脑皮质丙酮酸的代谢。汞可刺激血管及内脏感受器,使大脑皮质持续兴奋而导致衰竭,出现一系列神经、精神症状;运动中枢功能障碍,反射活动协调紊乱,表现出"汞毒性震颤"的肌肉纤维震颤。

汞与各种蛋白质中的巯基稳定结合,如血浆蛋白的巯基、体内组织中的巯基、氨基、羟基等功能基团结合;汞作用于细胞膜的巯基、磷酰基,抑制细胞ATP酶,改变了细胞膜通透性,影响细胞功能。汞与细胞某些酶或受体结合而抑制酶的活性。

【高危因素】

1.空气污染　每天吸入汞蒸汽0.4～1.0mg,连续一个月即可出现中毒症状。自然环境中汞由地壳运动、火山爆发、地震、森林火灾等释放并排放到大气。含汞垃圾填埋场及燃煤可造成汞蒸汽或汞的化合物排入大气。职业性中毒多为吸入大量无机汞化合物粉尘或汞蒸汽而中毒。中东和南亚有些民族有将水银洒在室内地面及一些角落避邪的习俗,导致吸入水银蒸汽慢性中毒。汞蒸汽较空气重 6 倍,故汞蒸汽多沉积在室内较低位置,易于被儿童吸入。汞蒸汽很容易被不光滑的墙壁、地面、天花板、工作台、工具及衣服所吸附。汞表面张力较大,若洒落在地面或桌面上,即可分散成许多小颗粒的汞珠,到处流散,不易清除。散成小汞珠后表面积增大,蒸发面也增大,蒸发速度加快,成为持续污染空气来源。

2.水污染　我国西南地区出产的煤含汞量较高,燃煤时汞蒸汽随烟尘排入大气,经大气循环过程沉降进入河道水体,水中含有甲基化辅酶的细菌转化为毒性极强的甲基汞。河流湖泊中的甲基汞被水生植物链富集,浓度升高。食入含汞较高的鱼类等海产品可造成慢性低水平甲基汞暴露。甲基汞经食物链的富集,处于食物链高端的鱼类,如金枪鱼、鲨鱼、箭鱼等体内含汞量相对较高。

3.药物　硫化汞,又名:丹粟,丹砂,赤丹,汞沙,辰砂。具有安神、定惊、明目、解毒的功效。因此用来治疗癫狂,惊悸,心烦,失眠;眩晕,目昏,肿毒,疮疡,疥癣等疾患。因此,有些偏方中可能含有汞,常见于治疗治喉咽肿痛、两眼昏暗、视力模糊、心虚遗精、心神昏乱、惊悸怔忡、寝寐不安、风邪诸痢及一些精神疾患等的偏方中,在儿童中不当使用均会导致汞中毒。

此外,如硫柳汞作为疫苗防腐剂使用多年,也曾经作为外用消毒剂使用,使用不当时易致中毒或过量暴露。医用红药水含有 2,7-二溴-4-羟汞基荧光红双钠盐,俗称红汞,在治疗口腔溃疡时易致中毒;治疗牛皮癣的药膏中常常添加氯化氨基汞,也会造成汞中毒。

4.误吞水银　误吞水银一般不会导致中毒,金属汞在消化道不易被吸收,吸收率不超过 0.1%,可从肠道排出,少数可在一段时间内残留在阑尾中,引起低水平汞暴露。但破损的黏膜或溃疡创面会导致汞吸收增加。

5.温度计刺伤　水银温度计腋表、口表或肛表,由于意外事故均可能折断刺伤,导致水银残留体内,因损伤部位不同而残留在脂肪组织中、腺体、肌肉或结缔组织中。常见口底刺伤、颈部刺伤、腋部刺伤、直肠及盆底刺伤等。进入组织中的水银,可被少量吸收入血造成慢性中毒,残留在体内的水银可被结缔组织包裹,形成异物结节长期存留体内,形成慢性汞暴露。残留组织中的水银很难通过手术去除。

6.儿童补牙　补牙材料目前是可以选择的,含汞合金的汞齐作为补牙材料已经使用多年,因可释放出少量汞,故不宜作为儿童的补牙充填材料,应以选择无汞材料为宜。

二、诊断与预后

【临床表现】

汞是另一种易于蓄积的重金属,长期低剂量暴露可慢性中毒。导致儿童中毒的汞的类型不同,症状及预后不同。

1.急性汞中毒　短期内吸入高浓度汞($1\sim3mg/m^3$)蒸汽后数小时即可出现急性汞中毒症状。可出现急性气管炎和细支气管炎,或化学性间质性肺炎,严重者可出现气胸。很快发生咳嗽、发绀、呼吸困难,可伴有发热、寒战、胸痛、头痛、视力障碍、全身乏力等症状;肺部可听到湿啰音,白细胞计数增加,X线胸片可见一叶或两肺下部大片云雾状阴影,轻度可逐步缓解,重者可致肺水肿呼吸衰竭死亡。

口服无机汞盐对胃肠道黏膜有强烈刺激作用可出现剧烈恶心、呕吐、上腹痛,$2\sim3$天后出现腹泻,排出黏液便或脓血便等。严重者可导致胃肠道穿孔。汞中毒性肾炎一般在中毒后$4\sim10$天出现,重者$1\sim2$天即可发生,出现腰痛、少尿、管型和蛋白尿,可因急性肾衰竭而致死。

此外还有口腔、咽喉灼痛,可出现黏膜坏死,严重者有喉头水肿等。

2.慢性汞中毒 长期低浓度吸入汞蒸汽可引起慢性中毒。慢性汞中毒症状隐匿。慢性汞中毒可出现两个不同的综合征,一是肢痛症,又叫红皮病,多为元素汞或无机汞慢性暴露所致,表现四肢皮肤发红、脱皮,主要发生于婴幼儿,症状很复杂,特征性表现是出汗、高血压、心跳加快、瘙痒、虚弱、肌张力减退,失眠、厌食,手掌足底出现典型粉红色斑块、皮丘并脱皮、瘙痒,口腔检查可发现口腔黏膜发红、牙龈水肿,随后是口腔黏膜溃疡或牙齿脱落等。另外是过敏症,汞慢性中毒可发生特征性的人格变化,这类病人可能出现记忆力减退、嗜睡、害羞退缩、压抑、沮丧和易激惹。慢性汞中毒的常见体征是动作不协调,精细运动不协调主要表现为双手意向性震颤。此外,还有神经精神症状,如轻度乏力、头痛、健忘,记忆力减退,兴奋性增高、情绪不稳、失眠等神经衰弱综合征;肌肉震颤,以眼睑、舌、手指细微震颤为主;亦可有口腔炎等。

有机汞中毒时神经衰弱综合征是最早出现的症状,也可有肌肉震颤;进一步进展时可出现全身性运动失调、步态不稳、吞咽及言语障碍;随后手指、腕、臂和下肢动作困难,向心性视野缩小。重症者可出现心律失常、心悸、心前区痛、Q-T 间期延长等表现。部分重症病人可出现严重或者完全瘫痪,甚至死亡。

【预后】

汞具有脂溶性,容易通过细胞膜,贮存在含脂量高的组织产生毒性作用。

1.神经系统受损 汞易通过血-脑屏障而使中枢神经系统受损。临床资料表明,研究证实非汞作业工人脑中汞浓度一般不超过 0.5mg/kg;汞作业工人可达 5~18mg/kg;严重的汞中毒病人可高达 34mg/kg。电镜及组织化学研究显示汞主要沉积在神经细胞核周围、线粒体及微粒体,提示汞可能参与细胞的酶反应。甲基汞进入脑组织,在大脑的感觉区和运动区蓄积量较高,尤其是在大脑的后叶蓄积量最高。

2.出生缺陷　甲基汞有强烈的致畸性及致染色体突变效应。人体细胞内蓄积甲基汞时,可对细胞的遗传物质造成损伤。孕妇血中的汞沉积于胎盘,影响胎盘功能使胎儿胎儿生长受限。汞可快速透过胎盘,与胎儿的血红蛋白较高的亲和力,造成胎儿汞暴露。通过胎盘的汞可迅速到达胎脑,产生广泛损害。曾报道孕妇职业性汞蒸汽暴露,使胎儿出现严重的先天性脑损伤。孕妇发汞高于正常时,其胎儿出现异常、畸形或在发育过程中死亡的几率明显增加。先天性婴儿甲基汞中毒可使中枢神经系统发育迟缓、脑畸形或精神异常、运动迟缓等。严重的有痉挛麻痹、共济失调、言语、听力障碍及智力缺陷等。

3.肾脏损伤与中毒性肾病　急性汞中毒时病人肾脏中汞含量最高,可高达 70mg/kg。肾脏损伤主要在近曲小管,表现为细胞变性、坏死管腔内有蛋白样物及脱落细胞,曲管细胞刷毛缘缺损,核糖体弥散,胞质内空泡及无定形致密团块增加等。

近来有学者认为汞中毒性肾病与免疫有关。认为肺毛细血管基底膜与肾小球毛细血管基底膜有相同的抗原性。当汞蒸汽吸入损害肺毛细血管基底膜,引起蛋白质变性,产生自身抗原,从而产生自身抗体,形成内生性抗原抗体复合物,导致复合物型变态反应引起免疫性肾小球肾炎。

【诊断】

（一）病史和临床表现

存在急慢性汞暴露史是诊断的关键,结合临床病史、症状、体征和实验室评价机体汞负荷的升高的指标方可诊断。

（二）实验室检查

1.血汞检测　汞在血液中的半衰期较短,血汞只反映近期的汞暴露水平,全血汞$>10\mu g/L$ 为异常。

2.尿汞及 24 小时尿汞检测　一次尿汞$>4\mu g/L$ 为异常;24 小时尿汞量$>50\mu g/L$ 为异常。

3.发汞　发汞可作为衡量机体长期或较远期汞负荷水平的指标，>1000μg/kg 为异常。

三、治疗决策

1.儿童误吞水银的治疗原则

（1）现场处理：立即将儿童置于俯卧位，如让孩子趴在床上，面朝下，用手指或其他工具清理口腔，清除口腔残留物。同时检查温度计损坏情况，判断儿童误吞玻璃碎片大小及水银数量。处理地面或床上水银残留，尽可能将地板上水银收集起来，置于有盖空瓶中。宜用硬纸板刮取收集地板上水银，不可使用吸尘器。有条件情况下，可在地板缝隙内残留水银处覆盖一些硫磺粉。

（2）医院处理：安慰家长不用紧张，解释元素态水银在肠道内吸收率低，极少引起中毒。如果孩子空腹时误吞水银，可喝些牛奶以保护胃肠黏膜，不主张用药物催吐，或胃肠灌洗。可拍腹部 X 线立位片，以协助判断水银数量和水银在消化道内移动情况，但不建议常规拍摄 X 线片；更不建议反复拍片。1 岁以上儿童可以多吃富含粗纤维的食物，以促进肠道内水银向前移动，促进水银尽早排出。有条件的情况下，可以检测尿、血汞水平，以判断汞吸收情况；通常不需要进行驱汞治疗。

2.水银蒸汽吸入性汞中毒的治疗原则　首先是脱离汞污染环境，其次对症处理。伴有化学性肺炎：采用抗生素抗感染及激素抗炎治疗。有气胸时采用水封瓶引流空气，使肺部扩张，并给予吸氧等处理。然后进行驱汞治疗。

3.驱汞治疗原则　驱汞治疗的前提条件是确定汞污染源，并加以去除。汞累积在血液、中枢神经系统、肾脏、全身其他各脏器中。排出过程非常缓慢，螯合剂常被用来促进汞的排出。

常用螯合剂包含：二巯基丁二酸（DMSA）、二巯基丙磺酸钠、二巯基丙醇等螯合剂进行金属汞或无机汞中毒的驱汞治疗。二巯基丙醇因可能会增加脑汞浓度,通常不主张应用于甲基汞中毒病例的治疗。DMSA 可以用于有机汞中毒的螯合治疗。驱汞通常应在有经验的专业医疗单位实施。

四、常见问题和误区防范

1.汞污染源　普通人群汞暴露的主要来源为食物,特别鱼、贝类等海产品及水产品。在汞矿区等汞污染严重地区,水稻等谷物可能是本地人群汞暴露的主要来源。

2.改用电子温度计　应避免使用水银温度计,改用电子温度计,以避免意外发生。

第三节　氟中毒

一、概述

氟是卤族元素,为自然界内最活泼的非金属元素之一,具有极强的氧化性,化学性活泼,几乎与所有其他元素可形成相应的氟化物。自然界中主要以无机氟化物的形式存在,且无机氟化物易溶于水。氟是人体必需微量元素,缺乏时可导致儿童龋齿发病率显著增加;但因氟的安全范围很狭窄,儿童在牙釉质形成期,长期摄入过量氟,比如每天摄入氟量超过 0.05mg/(kg·d),过量的氟极易导致氟中毒。氟中毒,也称地方性氟病,是地球上分布最广的地方病之一。氟中毒有氟斑牙、氟骨症等主要类型,在儿童主要表现为氟斑牙。

【流行病学】

世界五大洲有多达 25 个国家和地区存在氟中毒的流行,这些国家包括印度、墨西哥、中国和孟加拉等国。我国除上海市外,全国各省、市、自治区都有不同程度的流行。氟主要来自地表水和煤炭。地方性氟中毒流行病区类型包括饮水型病区(浅层高氟地下水病区、深层高氟地下水病区、泉水和地热水病区、富氟岩矿高氟水病区)、生活燃煤污染型病区、饮食型病区和工业污染地区,其中饮水型病区为我国主要的类型。全国地方性氟中毒流行地区中,以山西和内蒙古自治区发病最高,低氟区中部分城市也存在不同程度的工业氟污染。2003 年中国地方性氟中毒病区人口 6791 万,其中 61.8% 为饮水型地方性氟中毒,38.2% 为生活燃煤污染型地方性氟中毒。据统计全国有氟斑牙病人 3877 万人、氟骨症病人 284 万人。2005 年全国地方性氟中毒监测结果显示 66.67% 的饮水型病区与 76.92% 的燃煤型病区监测点 8～12 岁儿童氟斑牙检出率＞30%。

【高危因素】

自然界氟化物以气态、液态或固态等多种形式存在,可经呼吸道、消化道及皮肤和黏膜等多种途径进入儿童体内。

1.含氟水和饮料　水中氟大多为易溶性,吸收率在 90% 以上。人体中约 60% 以上的氟来自饮水;生活饮用水含氟量＞1.0mg/L 则含氟量超标,如氟量越高毒性越大。水果味饮料、碳酸型饮料和瓶装饮用水均不同程度的含氟,其中未经去离子化方法处理的矿泉水含氟量可高达 1.8～5.8mg/L。因此饮水氟、饮料氟是儿童主要摄氟来源。高寒地区少数民族的饮用水氟含量虽低于 1.0mg/L,但其饮用的砖茶氟含量高达 1000mg/kg,因此儿童如果长期大量饮用茶、砖茶也可引起氟中毒。

关于饮用水中氟含量的标准,美国健康与人类服务部及美国环境保护署于 2011 年制定新的饮用水氟推荐标准是不超过 0.7mg/L,而原来的推荐标准是 0.7～1.2mg/L，希望这一新标准能够降低氟中毒。

2.空气含氟　空气含氟量的国家标准是 0.007mg/m³。空气中的氟主要以氟化氢的形式存在，易从呼吸道吸收。非污染地区空气中氟含量＜0.01μg/m³，氟吸入极少。空气氟是工业污染区和生活燃煤污染区儿童主要的摄氟来源，如工业污染区周围空气含氟量达 0.039～0.5mg/m³，生活燃煤污染型病区空气中含氟量高达 0.028mg/m³，超过国家标准 4 倍。

3.食物含氟　几乎所有食物均含有氟化物，含氟量较高的食物有鱼类、各种海中软体动物（如贝类、乌贼、海蜇等）、蔬菜和井盐等。生活燃煤污染区用煤火烘干食物含氟量较高：

4.含氟牙科制品　市售的牙科制品如含氟牙膏、漱口水、口腔防龋制剂和含氟凝胶等含氟量国家标准为 400～1500mg/kg。儿童在刷牙或漱口过程，因吞咽功能发育不成熟或使用方式不当，易随吞咽发生摄入过量氟。

【氟的危害与发病机制】

氟被联合国粮食及农业组织（FAO）、国际原子能机构（IAEA）和世界卫生组织（WHO）列入"人体可能必需，但有潜在毒性的微量元素"。氟的生物学作用包括小剂量氟的生理作用和过量氟的毒理作用。适量氟能促进骨骼和牙齿的钙化，有防龋作用；过量氟的摄入使氟极易通过各种组织的细胞壁与原生质结合，破坏原生质的结构和功能，阻碍 DNA 合成，蛋白质合成受阻，使多种组织器官出现病理改变，包括牙齿、骨骼、神经、肌肉、泌尿、内分泌和酶系统。氟中毒的发病机制包括：

1.抑制酶的活性　研究显示氟过多干扰肾脂肪氧化酶的活性降低，肝脏葡萄糖-6-磷酸脱氢酶下降，抑制胆碱酯酶、酮戊二酸脱氢酶，影响体内糖代谢。

2.钙、磷的代谢异常　过量的氟与血液中的钙结合成难溶的氟化钙，主要沉积于骨组织，少量沉积于肌腱、韧带等软组织，使骨质硬化，甚至骨膜韧带、肌腱硬化。氟化钙的形成致使血钙降低。血钙的降低使甲状旁腺代偿分泌增多,溶骨作用增强,同时抑制肾小管对磷的重吸收,使磷大量排除,破坏钙磷的正常代谢。生长期的儿童摄入高含量的氟,刺激成骨细胞异常活跃,碱性磷酸酶(ALP)升高,钙盐沉积,导致骨质硬化;同时刺激破骨细胞,使骨皮质脱钙、骨质疏松,易致骨骼断裂、扭曲。

3.牙生长异常　适量的氟(0.5～1.0mg/kg)可取代牙釉质中的羟磷灰石的羟根而形成氟磷灰石。氟磷灰石是牙齿的基本成分,可使牙质光滑坚硬、耐酸耐磨并具有抗酸及防龋齿作用。过量氟可使氟沉积于牙组织中,致牙釉质不能形成正常的棱晶结构而形成不规则的球状结构,产生斑点及呈现黄色、褐色或黑色的色素沉着,牙表面混浊无光,白垩样的斑点和条纹乃至色素沉着。过量氟作用于恒牙发育时期的成釉细胞,釉质细胞中毒变性,釉柱形成和釉柱间质的分泌、沉积发生障碍,使釉质疏松多空,严重时可致缺损。高氟也可引起牙本质矿化不全,牙齿变脆,易磨损。

4.其他　高氟摄入可引起血锌、铁、铜、镁的降低。氟可通过胎盘屏障进入胎儿体内,亦可通过血-脑屏障进入儿童的脑组织;骨骼肌和肾脏亦可受到高氟不同程度的损害。动物研究显示氟慢性中毒影响内分泌功能,如不育,因氟有对抗碘的作用而干扰甲状腺功能。

二、诊断与鉴别诊断

【临床表现】

氟中毒是一种全身性、慢性中毒疾病,氟中毒的临床表现以牙齿和骨骼改变为主,与摄氟量正相关。

1.氟斑牙　我国规定8～15岁儿童总摄氟量卫生标准为 2.0mg/d。儿童摄氟量<2.0mg/d 时,氟斑牙患病率<30%;当摄氟量达 4.0mg/d

时,氟斑牙患病率可达 95％～100％。氟斑牙即牙釉质表面失去正常光泽,出现白垩、着色或缺损样表现。氟斑牙主要发生于生长发育期的恒牙,最早出现于切牙,其次犬牙,各齿均可受累,损害不可逆。乳牙不发生氟斑牙,除非母体摄氟量过高,乳牙也可出现轻度白垩型氟斑牙。

2.氟骨症 是地方性氟病最严重的临床表现。氟骨症发病缓慢,多侵犯成年人,尤其是青壮年,随年龄患病率增加,病情加重,儿童型氟骨症较少见。

氟骨症可分为硬化型、疏松型、软化型和混合型。儿童氟骨症以硬化型为主。氟骨症病人一般无明显自觉症状,并逐渐发展为全身骨骼变形,以下肢改变(如 X 形腿、O 形腿)较为典型。

【诊断】

1.氟斑牙 可除外其他原因引起的类似牙病即可诊断为氟斑牙。

2.氟骨症 可排除其他疾病,具有氟骨症临床症状或体征者。

(1)X 线特征改变:可出现骨疏松、骨硬化改变、骨生长发育障碍改变。

(2)实验室检查:尿氟、血氟浓度增高,血清钙、总蛋白、白蛋白含量下降,血清碱性磷酸酶、乳酸脱氢酶活性升高,血清尿素氮、肌酐、尿酸含量增高,肾脏酚红排泄试验低于正常等。

三、治疗决策

【治疗】

地方性氟中毒目前尚无特效治疗方法,主要是以减少氟的摄入和吸收,促进氟的排泄,拮抗氟的毒性,增强机体抵抗力,适当地对症处理。

1.合理饮食 改善饮食结构,增加蛋白质、钙和维生素的摄入。

2.药物治疗 可用钙剂和维生素 D、维生素 C,以调整钙、磷代谢,减少氟的吸收,促进氟的排泄。B 族维生素、三磷酸腺苷、辅酶 A 等,以改善神经细胞的正常代谢,减少氟的毒性;氢氧化铝凝胶、蛇纹石、四硼酸钠等能减少氟吸收,增加氟排泄的药物,但儿童较少使用。

3.氟斑牙 轻症者无须处理;着色而无明显缺损的患牙可用漂白脱色法脱色及牙釉质黏合剂光敏固化修复、重度有缺损的患牙可用复合树脂直接贴面或甲冠修复方法等处理。

【预后】

氟骨症按病情可分为轻、中、重或为Ⅰ、Ⅱ、Ⅲ度。氟病流行区出生者除可伴有氟斑牙外,轻度(Ⅰ度)病人仅有 X 线氟骨症征象,可有疼痛等自觉症状,无关节活动障碍或变形等阳性体征;中度(Ⅱ度)病人骨关节疼痛、僵硬、功能障碍、变形,尚能参加家务劳动;重度(Ⅲ度)严重畸形致残,如颈部曲屈僵直、脊柱侧弯等严重变形,继发甲状旁腺功能亢进、甲状腺功能减退、慢性肾功能不全,或瘫痪,劳动能力基本丧失。

四、预防和常见问题

【预防】

1.氟的安全量 成人饮水中摄入氟 1.5～4mg/d,青少年<2.5mg/d有利于预防斑牙病。人乳喂养的婴儿可从人乳中摄入 0.1mg/d,配方乳喂养婴儿可获得 1～1.2mg/d 的氟。婴儿 0.1～1mg/d、幼儿 0.5～1.5mg/d的氟可满足需要。海洋动物、茶含氟较高。

2.降低氟污染 改换低氟水源是目前防治饮水型地方性氟中毒的主要措施。病区内如有低氟水源,打低氟深井水、引用低氟地面水或收集降水。如更换水源有困难可采用活性氧化铝吸附法、混凝沉淀法、电渗析、骨碳吸附法等理化技术除氟降低氟的摄入。

改造落后的燃煤方式,加强排烟措施;减少用高氟燃煤,最大限度地减轻室内空气污染;改变烘干粮食的方法,改直接明火烘烤为管道间接烘干、自然条件烘干等,避免烟气直接接触食物。

3.改变生活习惯　饮茶型病区群众进行健康教育,不饮或少饮含氟量高的劣质砖茶,研制低氟砖茶降低砖茶中的氟含量。儿童刷牙时应避免误吞含氟牙膏。

【氟化物预防儿童龋齿】

高氟可以导致氟中毒,产生氟斑牙。但在低氟地区,或氟摄入较低人群,龋齿的流行率较高。儿童龋齿预防的主要措施也包含使用氟制剂进行口腔局部使用,可以明显减少龋齿的发病率。因此,在很多牙膏中添加适量氟化物,以预防龋齿。也有采用氟保护漆等措施,这是我国目前广泛使用的防龋方法之一,主要用于预防龋齿、保护牙釉质。其防龋机制主要是通过释放氟离子,抑制牙菌斑中致龋菌的生长,促进牙釉质的再矿化,增强牙釉质对酸的抵抗力,可以有效预防儿童乳牙及恒牙龋齿的发生并且能够极大程度上降低龋损。

第六章　儿童保健与发育行为
临床基本技术规范

第一节　儿童体格发育监测技术规范

儿童体格生长指标和测量方法根据儿童生长的解剖学特点，

　　一定的测量方法，评估重量、长度、围度的生物学指标，以了解儿童个体生长的量的变化。

一、体重

身体各部分重量的总和，包括骨骼、肌肉、内脏、体脂、体液等。因体液和体脂变化较大，在体格生长指标中最易波动，但易于测量，是衡量儿童体格生长和近期营养状况最重要。最灵敏的指标，在临床工作中常用体重来计算药量以及静脉输液量与速率。

　　1.新生儿期　　出生体重与胎次、胎龄、性别及宫内营养状况有关，足月男婴的出生体重为 3.33kg±0.39kg，女婴为 3.24kg±0.39kg，与世界卫生组织（WHO）的参考值相近（男 3.3kg，女 3.2kg）。正常足月产儿出生后第一个月体重增加可达 1～1.7kg，可伴有生理性体重下降，是由于最初 2～3 天由于摄入少、水分丧失和胎粪及小便排出，体重可减轻 3%～9%，至 7～10 天可恢复到出生时体重。若下降的幅度超过 10% 或至出生后第 10 天仍未恢复，则为病理状态，应及时分析其原因。

　　2.婴儿期　　出生后立即呈现生长的第一个高峰，此是胎儿宫内生长的延续。正常情况下,婴儿期前 3 个月增长速度最快,以后随月龄增长而逐渐减慢。3 个月龄时可达出生时体重的 2 倍(约 6kg),与此后的 9 个月的生长增加值几乎相等。1 周岁时,约为出生体重的 3 倍(约 9kg)。其估算公式为:1～6 个月体重(kg)＝出生体重(kg)＋月龄×0.7(kg);7～12 个月体重(kg)＝出生体重(kg)＋6×0.7(kg)＋(月龄－6)×0.3(kg),或者为:3～12 个月婴儿体重(kg)＝[年龄(月)＋9]/2。

3.儿童期　1～2 岁内,体重可增长约 2.0～2.5kg。2～10 岁间,每年增长约 2kg。其估算公式为:2 岁～青春期前体重(kg)＝年龄(岁)×2(kg)＋8(kg),或者为:1～6 岁儿童体重(kg)＝年龄(岁)×2＋8kg;7～12 岁儿童体重(kg)＝[年龄(岁)×7－5kg]/2,或＝年龄(岁)×3＋2kg。体重增长的规律可用曲线表示,同龄儿童体重的个体差异较大,波动范围可在±10%。

4.青春期　此时体重增加明显加快,男孩每年增重约 5kg,女孩约 4kg。进入青春期后,体重的增长呈第二高峰,每年可增达 4～5kg。由于体重的增加并非等速增加,临床应用时应以测量自身体重的增长变化为依据。

5.测量方法　测量体重应选用杠杆秤(由砝码、游锤、杠杆构成)或电子秤。婴儿体重测量采用盘式杠杆秤,最大载重为 10～15kg,应精确至 0.01kg;幼儿采用坐式杠杆秤,最大称重范围为 20～30kg,应精确至 0.05kg;学龄前儿童(3～7 岁)采用立式杠杆秤,最大称重范围为 50kg,应精确至 0.1kg;学龄儿童(7 岁以上)可用立式的杠杆秤,最大称重范围为 100kg,应精确至 0.1kg。使用电子秤时,一定要有相同载重量和精确度。测量前要检查秤的"零点",放置砝码的数量使之接近小儿年龄的相当的体重,并迅速调整游锤至杠杆正中水平,将砝码所示读数相加,以千克为单位进行记录,精确记录至小数点后两位。测量时应尽可能地脱去衣服、鞋和帽子等,尽量排空小便,最好在裸体或仅着内衣的情况下进行,避免摇动或接触其他物体,以保证准确性。记录时测量者

应同时记录儿童测量时的表现,以供参考,

二、身长(高)

代表头部、脊柱和下肢长度的总和,是反映长期营养状况和骨骼发育的指标,但受种族、遗传、环境、营养、内分泌和运动等多种因素的影响,个体差异性较大。

1.身高(长)的增长　其增长规律与体重的增长相似,亦表现为婴儿期和青春期两个生长高峰,年龄越小身高增长越快。出生时,男、女婴儿平均为 46～53cm,生后第一年身长增长最快,约为 25cm;前 3 个月身长增长 11～13cm,约等于后 9 个月的增长值,1 岁儿童的身长约 75cm。1～2 岁时,身长增长速度减慢,为 10～12cm,即 2 岁时身长约 87cm。2 岁以后,身高每年平均增长 6～7cm,在青春期时,生长突然加快,其估算公式为:2～12 岁的身高(cm)＝年龄(岁)×7＋77(cm)。由于儿童身高的增加并非呈等速,同龄的身高波动范围可在 30% 以内,临床应用时应以测量实际身高的增长变化为依据。2 岁以后每年身高增长若低于 5cm,可视为儿童生长速度下降。身高的增长主要受遗传、内分泌、母体营养与健康状况的影响,尤其是宫内生长水平的影响,而短期患病。营养波动一般不会影响身高的增长。

2.身长(高)测量　测鲢时应脱去帽、鞋、袜。3 岁以内的婴幼儿用标准的量床(由头板、底板、足板、两侧标有刻度的量床构成),被测对象仰卧于量床底板中线,助手将头扶正,使目光向上,头顶接触头板。主测者位于量床右侧,左手固定婴儿双膝使下肢保持伸直位,右手移动足板使其紧贴两足跟部,观察量床的一致刻度,精确至 0.1cm。若测量对象的双下肢不等长时,则分别测量。3 岁以上儿童采用坐高计(由坐板、测量板、刻度零点与坐板在同一平面的立柱构成)测量。被测儿童坐于坐高计的坐板上,骶部紧靠立柱,端坐挺身,使躯干与大腿、大腿与小腿分别成直角,两脚向前自然平放在地面,下移测量板接触头部顶点,测量者读取测量板与立柱刻度交叉数值,精确至 0.1cm,或采用身高计(由测量板、平台、标有刻度的立柱构成)测量。测量时,被测对象应以立正姿势站于平台,足跟并拢,脚尖稍分开约 60°,头、脚跟、臀部和两肩胛间同时接触立柱,头部保持正中位置,平视前方,收腹挺胸,两臂自然下垂,测量者移动测量板使之接触头部顶点,测量者目光与立柱刻度读数保持同一水平面时读取测量板与立柱刻度交叉数值,精确至 0.1cm。同一幼儿的立位身高可略比仰卧身长短,可忽略不计。

三、头围

头围代表脑与颅骨的发育,自眉弓上缘经枕骨粗隆凸最高点绕头一周的围度。

1.头围增长　胎儿期脑的生长居全身各系统之首,出生时头围相对较大,平均可达 33~34cm。

(1)头围:第一年前 3 个月头围的增长可达 6cm,约等于后 9 个月增长值之和(亦为 6cm),1 岁时头围约 46cm。生后第 2 年头围增长速度减慢,全年约为 2cm,2 岁时头围约 48cm;2~15 岁头围仅增加 6~7cm。5 岁时可达 50cm,15 岁时可基本接近成人水平,平均 54~58cm。头围的增长是脑发育的重要指标之一,临床中测量 2 岁以内头围最具诊断价值。连续追踪测量头围比一次测量更为重要,若头围测量值小于均值减 2 个标准差(−2SD),常提示有脑发育不良,若头围增长过快常提示脑积水。

(2)囟门:包括前囟门与后囟门,出生时前囟大小约为 1.5~2.5cm(对边中点连线的距离)。在生后数月随着头围的增大而稍变大,6 个月以后逐渐骨化而变小,正常健康儿童前囟约在生后 12~18 个月闭合。后囟门是由顶骨和枕骨形成的三角形间隙,出生时已闭合或很小,一般在生后 6～8 周闭合。

2.头围测量　采用无伸缩性的软尺测量,并与钢皮尺校正。被测对象取坐位、立位或仰卧位,测量者位于小儿右侧或前方,用左手拇指固定软尺零点于儿童头部右侧眉弓上缘处,另一手轻持软尺沿右侧耳上、枕骨粗隆及左侧眉弓上缘,紧贴头部(女童应在皮尺处分开上下头发),回至左手拇指零点,读取与零点交叉的刻度,获得最大的周径,精确至 0.1cm。

四、胸 围

胸围代表胸廓与肺的发育,表示胸廓的容积以及胸部骨骼、胸肌、背肌和脂肪层的发育情况,并且在一定程度上表明身体形态和呼吸器官的发育状况。胸围的大小与肺、胸廓的发育密切相关,是衡量胸廓、胸背肌肉、皮下脂肪、肺的发育程度的重要指标。

1.胸围增长　胸廓在婴儿期呈圆筒形,前后左右径相等;出生时胸围比头围小 1～2cm,平均 32cm。1 周岁时,胸围与头同相等,大约为 46cm,形成了所谓的头胸围交叉。1～2 岁时增加 3cm,大约为 49cm;3～12 岁胸围平均每年增加 1cm。2 岁后胸围超过头围的厘米数约等于其周岁数减 1,到青春期增长又加速。头胸围交叉出现的时间常认为营养状况的优劣指标,一般营养状况好的小儿头胸围交叉出现早,反之则推迟。儿童胸廓生长除营养因素外,与各种体格锻炼的活动质量有关。

2.胸围测量　3 岁以下小儿取卧位或立位,3 岁以上取立位,被测者双手自然下垂,双眼平视,采用无伸缩性的软尺测量(使用前应校正)。测量者左手拇指固定软尺零点于被测对象一侧乳头下缘(乳房已发育女童固定于右锁骨中线与第四肋交叉处),右手持软尺贴胸壁,经同侧腋下、肩胛下角下缘、对侧腋下,对侧乳头原点回到,读取与零点交叉的刻度,取平静呼气末、吸气末的平均值,精确至 0.1cm。

五、腹围

腹围代表腹部发育情况,新生儿期由于肠管相对较长,且腹壁肌肉薄弱,腹部常较饱满,以后逐渐变平。但腹围测量数值易受各种因素的影响,正常范常伸缩性很大,因此一般不测量腹围。

1.腹围的增长　代表腹部发育情况,2岁前腹围与胸围相等,2岁后则腹围小于胸围。新生儿期由于肠管相对较长,且腹壁肌肉薄弱,腹部常较饱满,以后逐渐变平,但此测量值易受各种因素的影响,正常范围伸缩性很大,因此一般不测量。若患有腹部疾病,如腹水、巨结肠时,应及时测量。若腹围过小则不利于肝脏发育。

2.腰围测量　采用无伸缩性的软尺测量(使用前应校正)。被测对象取立位,双足自然分开,双臂环抱于胸前,以腋中线肋骨下缘和髂嵴连线中点的水平位置为测定点,标记双侧测定点,软尺自然贴紧皮肤,测量通过两个测定点的周径,于平静呼气末读数,精确至0.1cm。

六、指距

指距反映上肢长骨的增长,双上肢水平伸展时左右手中指尖之间的距离,正常儿童指距略小于身长(高)。

1.指距的增长　正常情况下指距略小于身高(或身长),在不同年龄时期,头、脊柱、上肢和下肢的增长速度及所占身高的比例也不同,婴儿期头部生长最快,脊柱次之,到青春期时下肢生长最快。2个月的胎儿头长为身长的1/2,此后随胎龄增长,头长占身长的比例逐渐缩小,出生时为1/4,6岁时为1/6,成人仅为1/8。新生儿的上部量占60%,下部量占40%,身高的中点在脐上,1岁时中点在脐下,6岁时中点则下移至脐与耻骨联合间,12岁左右上下部量相等,中点恰在耻骨联合上缘。

在生长成熟时,头、脊柱、上肢和下肢的增长分别是出生时的 2、3、4、5 倍。若指距大于身高 1～2cm,对诊断长骨的异常生长有一定的参考价值。

2.指距测量　采用直脚规或无伸缩性的软尺测量。被测对象立位,两手平伸,手掌向前,分别向两侧自然伸平直,双上臂长轴与地面平行,与身体中线垂直。使被测对象一手中指指尖顶住直脚规的固定脚后,调节活动脚内侧紧靠另一手的中指指尖,读取活动脚所指刻度,精确至 0.1cm。软尺测量时,姿势相同,测量两中指指尖距离,读取其数值即可。

七、上臂围

上臂围代表上臂肌肉、骨骼、皮下脂肪和皮肤的发育,可反映儿童的营养状况。

1.上臂围的增长　代表上臂肌肉、骨骼、皮下脂肪和皮肤的发育,可反映儿童的营养状况,特别适合于 5 岁以下儿童中筛查营养状况。婴儿出生后上臂围增长较快,第一年可从 11cm 增长至 16cm,共增长约 5cm。1～5 岁间增加 1～2cm。1～5 岁小儿臂围若＞13.5cm 则营养良好,若在 12.5～13.5cm 之间则为营养中等,若＜12.5cm 则是营养不良。

2.上臂围测量　采用无伸缩性的软尺测量(使用前应校正)。被测对象立位,两手自然平放或下垂。测量者位于被测对象左侧,固定软尺零点于左侧肩峰至尺骨鹰嘴连线的中点,贴皮肤绕臂一周,读取与零点交叉的刻度,精确至 0.1cm。

八、皮脂(褶)厚度

皮脂(褶)厚度:是衡量个体营养状况和肥胖程度较好的指标,不仅可以判断人的胖瘦情况,而且还可以反映人体皮下脂肪的分布情况。

皮下脂肪测量:采用皮褶卡钳(钳头面积 6mm×15mm,压强约 15g/m²)测量,皮脂测量可选取上臂中部、肩胛下角、腋中线、髂上、小腿中部和腹壁等处。测量者右手握钳,左手用拇、食指捏起测量部位的皮肤和皮下脂肪,两指距 3cm,注意勿捏起脂肪下面的肌肉层,然后用皮褶卡钳测量皮褶厚度,读取读数,精确至 0.5cm。测量上臂中部(肱三头肌部)时,左上肢自然放松下垂,肩峰与鹰嘴连线的中点,平行于上臂长轴方向捏测皮褶。测量肩胛下角时,取左肩胛骨角下稍偏外侧处,从下向上与脊柱成 45 度角捏测皮褶。测量腹壁部时,取锁骨中线上平脐处,皮褶方向与躯体长轴平行。

九、骨骼发育与牙齿发育

(一)骨骼发育

包括骨骼的骨化与生长两个过程,其与生长激素、甲状腺素、性激素等密切相关。出生时,婴儿骨骼较为柔韧,大部分由软骨构成。在发育过程中,矿物质逐渐沉积于骨骼,使之骨化变硬。骨化开始于出生前,一直持续到青少年时期。骨化有两种形式,一种为膜化骨,包括颅盖诸骨和面骨,由间充质细胞演变为成纤维细胞,形成结缔组织膜,在膜的一定部位开始骨化,形成骨化中心并逐渐扩大,直至发育完全。另一种为软骨内化骨,包括躯干及四肢骨和颅底骨等,是由间充质细胞演变为软骨原基,由成骨细胞的骨化活动形成原始骨化中心,进一步出现继发骨化中心。骨化中心不断扩大,最终原始和继发骨化中心愈合,导致躯干和四肢骨的增长,完成骨骼发育。

1.颅骨　儿童的颅骨随脑发育而增长,临床上主要通过头围、骨缝闭合及前、后囟闭合时间来衡量颅骨的发育状况。婴儿娩出时,经过产道后,偶见颅骨稍有重叠,不久可消失。新生儿出生时,颅骨缝略微分开,约至 3～4 个月龄时骨缝闭合。前囟为额骨和顶骨形成的菱形间隙,出生时,其对边间隙约为 0.6～3.6cm,生后前 6 个月,随头围的增长而增大,在 6 个月龄后,逐渐骨化而变小,一般在 1～1.5 岁闭合,个别可延至 2 岁左右闭合。前囟大小、闭合时间有很大的个体差异,判断异常与否应结合临床全面分析。前囟的检查在儿科临床中具有非常重要的意义,可通过前囟大小和张力的变化来提示病情,如脑发育不良、颅骨畸形时,前囟过小或早闭,若患佝偻病、甲状腺功能减退或脑积水时,前囟则闭合延迟。颅内压增高时,前囟饱满;而严重脱水或营养不良时,则会出现前囟凹陷。后囟为顶骨与枕骨的骨缝构成的三角形,出生时后囟很小或已闭合,一般在生后 6～8 周即闭合。

2.**面骨、鼻骨及下颌骨** 在婴儿期,较颅骨发育迟,呈现面部较小、颅骨较大的外貌。随着牙齿萌出,面骨及鼻骨变长,下颌骨向前突出,面骨、鼻骨及下颌骨继颅骨闭合后开始加速生长,下颌骨倾斜度逐渐减小,垂直直径增加,使小儿额、面比例的形状逐渐向成人的脸型发展。

3.**脊柱** 脊柱的增长反映脊椎骨的生长,生后第一年脊柱生长快于四肢,之后脊柱生长落后于四肢。新生儿的脊柱是直的,无弯曲,随着动作发育而呈现弯曲。生后 2～3 个月,小儿抬头、翻身动作使脊柱形成颈部脊柱前弯,即颈曲;6 个月时,会坐后出现胸部脊柱后弯,即胸曲;到 1 岁左右,随着小儿的站立和行走,出现第三个弯曲,腰部脊柱前弯,即腰曲。在 6～7 岁左右时,儿童的韧带发育完全后被固定,若坐立或行走姿势异常、骨质病变及骨骼发育不良均可导致脊柱的发育异常。脊柱的生理弯曲能加强脊柱弹性,保持身体平衡,利于直立行走,又能减少在活动时对脑部的震动。

4.**长骨** 长骨发育主要通过长骨干骺端的软骨骨化,骨膜下成骨,使长骨增长、增粗、当骨骺与骨干融合时,标志着长骨发育成熟,通过骨化中心出现的数目可反映长骨的成熟程度。女孩的骨化速度快于男孩,黑人快于白人。出生时,女孩骨骼发育程度约领先于男孩 4 周,随着年龄的增加,不同部位的长骨干骺端的软骨次级骨化中心和数目,按特有的规律出现。新生儿出生时,股骨远端及胫骨近端已出现骨化中心,此是判断婴儿早期骨骼发育是否延迟的重要部位。

5.腕骨　是骨龄检查常选的部位。通过观察骨化中心出现的时间、数目及干骺端融合的状况,可判断骨骼发育年龄,即骨龄。骨龄是一个独立的生长指标,可反映儿童的生理成熟度,不依赖年龄和生长速度,较实足年龄更为准确。动态观察骨龄变化,方便易测定、无创伤,在评价个体的生长态势以及评估小儿内分泌疾病的诊治方面,更具有临床价值。出生时无骨化中心,出生后 6 个月左右出现头状骨、钩骨;2～3 岁时出现三角骨;3～5 岁出现月骨及大小多角骨;5～6 岁出现舟骨;6～7 岁出现下尺骨骺;9～10 岁出现豆状骨,腕骨骨化中心共 10 个,9 岁前腕部的骨化中心数目约为其年龄加 1。上肢桡骨远端骨化中心于 7 个月后出现,尺骨远端到 7～8 岁时才萌出。年长儿则可摄左侧腕部骨片,以了解其腕骨、掌骨、指骨的发育,骨化中心的出现和融合,其年龄差异较大,在诊断骨龄延迟时一定要慎重。

(二)牙齿发育

儿童牙齿发育是牙齿萌出与更换的生物学过程,与骨骼生长有一定关系,但由于胚胎来源不完全相同,两者的生长并不完全平行。牙是由外胚层和外胚间叶发育而来的,从胚胎第 6 周开始,一直持续到 25 岁左右。人的一生中共有两套牙齿,即乳牙和恒牙,因此,牙的发育是一个长期而又复杂的过程。

1.乳牙　新生儿出生时,牙齿尚未萌出,但乳牙已骨化完全,乳牙牙胚隐藏在下颌骨中,被牙龈覆盖。乳牙萌出时间个体差异性很大,第一颗乳牙在 6～7 个月龄左右萌出,可在生后 4～10 月龄萌出。乳牙的萌出下颌先于上颌,自前向后生长。首先萌出下颌 2 个中切牙,而后萌出上颌 2 个中切牙及侧切牙,继而萌出第一乳磨牙、尖牙和第二乳磨牙,乳牙共计 20 个,2.5～3 岁左右出齐。一般来说,2 岁内乳牙数目约等于月龄.4 或 6,但乳牙萌出的个体差异性与遗传、内分泌、食物性状等有关。临床上通常将 12 个月龄仍未萌出乳牙者定义为出牙延迟。

2.恒牙　在乳牙胚继续发育的同时,下颌骨内乳牙胚的舌侧开始构筑恒牙胚,将来发育成为恒牙,并与乳牙替换。乳牙的脱落顺序基本与其萌出顺序一致。在胚胎 10 个月、出生后 2 岁和 5 岁时,恒牙胚的两端分别长出第 1、2、3 恒磨牙胚。6 岁时开始萌出第一颗恒牙,即第一磨牙,位于第二乳磨牙之后;6～12 岁时,乳牙逐个被同位恒牙替换,其中第 1、2 双尖牙代替第 1、2 乳磨牙,此期为混合牙列期;12 岁后萌出第二恒磨牙,17～18 岁后萌出第三恒磨牙,即智齿,也有终生第三恒磨牙不萌出者。恒牙一般 20～30 岁出齐,共计 32 个。

出牙为正常的生理现象,与蛋白质、钙、磷、氟、维生素 C 和 D 等营养素及甲状腺激素密切相关。在萌牙时,可伴有低热、唾液增多、流涎、食欲缺乏、牙龈疼痛、睡眠不安、烦躁等症状。牙齿生长异常可见于外胚层生长不良的疾病,如甲状腺功能减退、严重营养不良、佝偻病等。

十、青春期体格生长特征

青春期的儿童受性激素的影响,其体格生长增长迅速,呈现生长的第二个高峰(PHV),身高增加值约占最终身高的 15%,且有明显的性别差异。男孩的身高增长高峰约晚于女孩 2 年,且每年身高的增长值大于女孩,因此男孩比女孩高。女童以乳房发育(约 9～11 岁)、男童以睾丸增大为标志(约 11～13 岁),青春期身高突增的时间一般持续 3 年左右。男孩每年可增长 7～12cm,平均 10cm,整个突增期平均长高28cm;女孩每年可增长 6～11cm,平均 9cm,整个突增期平均长高25cm。因此,儿童生长的年龄相同,若 PHV 提前,则停止生长时间亦较早;若儿童期生长时间延长,即使 PHV 发动延缓,其最终身高生长的潜力能得到较好的增长,仍可达到正常人群的良好范围。男童骨龄为

15 岁,女童骨龄为 13 岁时,已达最终身高的 95％。直到女童 17 岁、男童 20 岁身高基本停止增长。此期儿童的体重增加与身高平行,同时内脏器官亦生长,体型发生了显著改变,女童耻骨与髂骨下部的生长与脂肪堆积,使臀围加大,而男童则肩部增宽,下肢较长,肌肉增强,呈现男女童具有不同的体形特点。

第二节　儿童体格发育的评价

体格生长评价是一种以生长标准为依据,判断个体儿童或群体儿童生长状况的过程。儿童体格生长评价是儿童保健和临床工作的一项重要内容。因为处于快速生长发育中的儿童身体形态变化较大,临床医师可通过定期对儿童进行体格测量,如体重、身高、头围、胸围及上臂围等,并对测量结果作出正确合理的评价,以及时发现问题,采取有效措施,保证儿童健康成长。

一、生长监测的主要指标

临床上常用反映体格生长的指标主要包括体重、身高(长)和头围;特殊情况下可测量皮褶厚度、上臂围、腰围。

体重指人体的总质量,包括儿童的骨骼、肌肉、皮下脂肪、内脏及体液的综合重量,是衡量营养状况最重要的指标。

身高(长)指头顶到足底的垂直距离,是人体线性生长的重要指标,与长期营养或遗传关系密切。

头围表示头颅的大小和脑的发育程度,是筛查婴幼儿潜在脑发育或神经功能异常的常用指标。

上臂围是在身高、体重获取困难的情况下的一种替代指标,用以评价营养状况。

皮褶厚度是测定身体皮下脂肪的指标,可用于衡量儿童营养状况及肥胖程度。

二、体格评价的基本要求

1.可靠的测量数据　　测量体格生长指标,必须采用规范的、准确的、恒定的工具及正确的测量方法;测量需由受过训练的专业人员进行。如采用杠杆秤(砝码、游锤、杠杆)测量儿童体重;3岁内儿童仰卧位测量身长,3岁后立位测量身高;3岁内采用软尺测量头围等。临床上当无条件测量儿童体重、身长时,可按公式进行粗略估算。此方法主要用于计算药量及静脉输液量,不能以此作为个体体格评价资料。

2.横向比较并定期纵向观察　　横向比较即应用儿童体格测量资料与可供参考的数据相比较,以了解个体在同龄人群中所处位置,全面评价儿童生长状况,以利于尽早发现并纠正问题。通常年龄越小,生长速度较快,纠正后恢复快。而定期纵向观察更易发现个体生长轨道,了解儿童生长趋势。通常建议<6月龄儿童每月、6～12月龄每2个月、1～3岁每3个月、3～6岁每6个月、≥6岁每年进行体格测量;高危儿童宜适当增加观察次数。

3.选择合适的参照人群值　　目前WHO2006年已发布世界儿童体格生长参数表及曲线图;我国国家卫生与计划生育委员会也已确定将2005年调查的中国九大城市儿童体格生长数据作为中国儿童的体格生长参照值,用于比较儿童生长及营养状态。

(三)参照值常用的统计学表示方法

1.离差法(标准差法)　　是用标准差(SD)与平均值(X)距离的远近来划分评价等级的方法。适用于正态分布状况,一般以$X\pm 2SD$为正常范围,也可分为三或五个等级。离差法的优点是列表简单,计算方便,但对非正态分布的数据易出现小的偏差(尤其在$\pm 2SD$以上时)。

2.百分位数法　　是以中位数为基准值,以其余各百分位数为离散距的等分评价方法。当变量值呈现非正态分布时,百分位数能更准确地反映出所测数值的分布情况。一般以第3~97百分位数为正常范围,并制成表格或曲线图供临床使用。百分位数法可用于非正态分布数据,但缺点是计算复杂,所需表格远远大于离差法。

3.标准差记分法　　采用 X 和 SD 的数学模型 $Z=(X-X)/SD)$ 计算各种变量的标准差记分值 Z,其中 X 代表个体儿童的实际测量值,X 和 SD 分别代表参照人群相应指标的平均值和标准差。Z 值的结果有三种,即为0、正数或负数。一般 Z 值在±2以内为正常范围。Z 值可用于不同质人群间比较,用偏离该年龄组标准差的程度来反映生长情况,结果表示较精确;但 Z 值为一相对值,且需计算获得,故多用于科研工作。

(四)体格生长评价的内容

儿童体格生长评价必须包括生长水平、生长速度和匀称度三方面内容。

1.生长水平　　将某一年龄时点所获得的某单项体格生长测量值(如体重)与参照人群值比较,得到该儿童在同年龄、同性别人群中所处的位置,即为此儿童该项体格生长指标在此年龄的生长水平。通常将 X±2SD 或第3~97百分位之间视为正常范围;对生长水平明显偏离正常范围的儿童应及时进行全面检查和分析,以便发现或排除病理性因素。生长水平评价简单易行、直观形象,能较准确地反映个体或群体儿童目前的体格生长状况,但不能反映儿童的生长变化过程。早产儿体格生长有一允许的"落后"年龄范围,进行生长水平评价时应矫正胎龄至40周(足月)后再评价。一般身长40月龄、头围至18月龄、体重24月龄后不再矫正。

2.生长速度　　生长水平不能充分反映生长中的个体差异,因而临床上常同时应用生长速度以反映生长的获得过程。生长速度是对某单项体格生长指标进行定期连续测量,以获得该项指标在某一年龄阶段的增长趋势,即计算两次连续测量值的差,再与参数中相同年龄的数值差进行比较。其结果以正常、加速、增长不足、不增或下降表示。生长速度能反映个体差异,也即反映了遗传、环境的影响。定期体格测量是生长速度评价的关键,生长速度正常的儿童生长基本正常。

3.匀称度 是对各体格生长指标进行的综合评价,包括体型匀称度和身材匀称度。体型匀称度反映体型发育的比例关系,临床上可通过身长(高)的体重反映一定身高的相应体重值范围;亦可计算体质指数(BMI),即[体重(kg)/身高((m)²)],反映单位面积中所含的体重数。身材匀称度通常以计算坐高/身高的比值获得,反映下肢发育情况,按实际测量值计算,结果与参照人群值计算结果比较,小于或等于参照值即为匀称,否则为不匀称。身材匀称度对于协助诊断内分泌及骨骼发育异常疾病有帮助,此时坐高/身高比值常大于参数。

(五)生长曲线的应用

生长曲线是将不同年龄的体格生长参照值按百分位数法或 Z 值绘成曲线图,其优点是简便、直观,不仅能准确、快速地了解儿童的生长水平,还能通过连续追踪获得儿童的生长"轨道",以及时发现生长偏离现象,分析原因并采取措施。生长曲线图特别适用于临床医师及儿童保健医师,有助于直观、快速地评价儿童的体格生长状况,是生长监测的重要工具之一。

临床常用 5 种不同性别的生长曲线:年龄的体重、年龄的身长(高)、年龄的头围、身长(高)的体重和年龄的体质指数。每一生长曲线图上有 5～7 条百分位数曲线,表明不同年龄儿童体格生长指标的分布。百分位数曲线表明 X 轴上一定年龄儿童的体格测量值低于该曲线对应的 Y 轴参照值的百分比。以男童年龄的体重曲线为例,X 轴上 9 月龄垂直线与第 25 百分位数线相交于 8.6kg,提示 25%的 9 月龄男童体重小于 8.6kg。通常以第 3、第 97 百分位作为异常界值点。

需注意的是,生长为动态过程,儿童年龄的体重低于第 3 百分位可能是正常生长、疾病所致生长下降或是疾病后的加速生长,这取决于其生长趋势。临床上常常将每次测量值描记在相应的生长曲线图上,不仅可以判断该儿童在同质人群中的生长水平,同时也可通过连续的数据标记,观察生长速度和生长轨道,从而作出正确全面的评价。此外,体格评价只能作为疾病诊断的线索和依据之一,必须结合病史、体检和实验室检查等才能作出诊断。

(六)简化的评价方法

由于体格生长在儿童中的个体差异非常显著,故结合生 K 曲线对生长水平、生长速度及匀称度进行综合评价非常重要但当无法获得参数表或生长曲线进行评价时,可根据儿童体格生长的一般规律进行初步评价。

1.健康足月婴儿,体重增加应达到以下指标

(1)生后头 3 个月内,每周增加 200g。

(2)第 2 个 3 个月内,每周增加 130g。

(3)第 3 个 3 个月内,每周增加 85g。

(4)第 4 个 3 个月内,每周增加 75g。

生后 3～4 个月的体重是出生体重的 2 倍,12 个月时是出生体重的3 倍,24 个月时是出生体重的 4 倍。

2.健康儿童,身高应达到以下指标

(1)生后第 1 年增加 25cm。

(2)生后第 2 年增加 12cm。

(3)2 岁～学龄前期每年增加 6～7cm。

(4)学龄期—青春期前每年增加 5～7cm。

3.健康儿童,头围应该达到以下指标

(1)生后第 1 年,每月增加 1cm。

(2)生后第 2 年,总共增加 2cm。

（3）2 岁时达到成人时头围的 80％。

（七）评价结果的合理解释

对体格生长评价结果的解释应考虑遗传及环境的影响,同时还应区别个体儿童与群体儿童评价方法。因人体测量仅为粗略的评价方法,不能代表机体功能,故做出结论时应谨慎;需避免过度解释测量资料或将评价结果等同于临床诊断。儿童体格评价结果应结合其他临床表现、体格检查、实验室检测综合判断。定期、连续测量比一次数据更重要,当儿童稳定地沿着自己的"轨道"生长,即使是低于参照人群的生长水平,亦无须太过担心;只有当儿童的生长曲线从原稳定的生长轨道偏离 2 条主百分数线,提示生长问题。

第三节　新生儿遗传代谢病筛查

一、新生儿遗传代谢病筛查概述

新生儿遗传代谢病筛查是指在新生儿群体中,用快速、简便、敏感的检验方法,对一些危害儿童生命、导致儿童体格及智能发育障碍的先天性或遗传性疾病进行筛检,作出早期诊断,在患儿临床症状出现之前,给予及时治疗,避免患儿机体各器官受到不可逆损害的一项系统保健服务。

新生儿遗传代谢病筛查作为出生缺陷预防措施之一,是防治儿童智力低下、提高出生人口素质的基本手段,也是时代进步和科学技术发展的标志。

1961 年,美国 Guthrie 医师在干燥滤纸血片中,采用细菌抑制法对血中苯丙氨酸(phe)进行了半定量测定;1963 年,他采用此法对美国新生儿进行苯丙酮尿症(PKU)筛查,从而开创了新生儿 PKU 的群体筛查。1973 年,加拿大 Dussault 医师,采用干滤纸血片,成功测定甲状腺素(T_4),开创了先天性甲状腺功能减退症(CH)的筛查。1975 年,在日本采用干滤纸血片成功测定 TSH 用于筛查 CH 也取得了成功由于方法简便、费用低廉及治疗效果好,因此,新生儿疾病筛查在世界各地广泛开展,普及西欧及北美、日本、澳大利亚等国家。由于新生儿遗传代谢病各国发病率不一,且有些疾病受地理与民族及人种的影响,因此,各国新生儿筛查的疾病种类不一。

中国新生儿疾病筛查起步于 20 世纪 80 年代,但真正进入快速发展阶段是在 20 世纪的 90 年代中期以后。1994 年,《中华人民共和国母婴保健法》颁布。该法第一次提出了"逐步开展新生儿疾病筛查",从此新生儿疾病筛查工作有了根本的法律保障在《母婴保健法》颁布后不久,1995 年原卫生部就起草了《新生儿疾病筛查管理办法》,曾多次组织专家进行讨论修改,并征求各省市卫生厅意见。经过十年的实践,原卫生部于 2009 年在总结经验基础上,出台了《新生儿疾病筛查管理办法》。该管理办法规范了全国新生儿疾病筛查工作。也进一步推动了全国新生儿疾病筛查的深入开展。2009 年,原卫生部组织专家制定了《全国新生儿疾病筛查工作规划》,就新生儿疾病筛查工作的指导思想、基本原则、工作重点和目标以及保障体系的建设及新生儿疾病筛查的管理与考核评估作了明确规定。强调知情同意原则、尊重个人意愿原则。提出到 2012 年以省为单位初步建立新生儿疾病筛查服务网络,东、中、西部地区筛查率分别达到 90%、50% 和 40%。到 2015 年,以省为单位建立覆盖全地区、布局合理的新生儿疾病筛查网络。东、中、西部地区筛查率分别达到 95%、80%、60%。

目前,全国除两藏以外,已有 30 个省(市)、自治区相继开展新生儿疾病筛查,已建立了 200 余家筛查中心,年筛查新生儿已达 1200 万人次,上海、北京、浙汀等地的新生儿疾病筛查率已达 98% 以上,但从总体来看,我国新生儿疾病筛查率仍然较低,2012 年,全国新生儿疾病筛查率约为 80％；自 1985～2011 年,全国累计筛查 PKU55789354 例,诊断患儿 4974 例,发病率 1/11354,筛查 CH55619114 例,诊断患儿 26494 例,发病率 1/2100。全国按地区分析,西部地区 CH 发病率高于东、中部地区、PKU 发病率南方低于北方,以广州最低。

二、新生儿疾病筛查原则

1967 年,世界卫生组织(WHO)制定了筛查病种的选择原则:①筛查的疾病应该是重要的公共卫生问题;②由于患有所识别的疾病的患儿能够提供可接受的治疗方法;③对患儿的诊断和治疗在财政方面能得到保证;④应该有适宜的检测或检验手段;⑤检测或检验方法应为人群所接受;⑥对疾病的自然史包括潜伏期发展到明确的临床疾病,应该有足够的了解;⑦病例发现应该是一个连续的过程,而不是"最后一次"进行的项目等。

经过 50 余年的新生儿疾病筛查,大家对该标准有了更深刻的理解。目前国际上公认的新生儿疾病筛查病种的选择标准为:①疾病危害严重,可导致残疾或死亡;②疾病的发生率相对较高,且发病机制与异常产物已阐明;③疾病早期无特殊症状,但有实验室指标能显示阳性;④有准确可靠、适合在新生儿群体中大规模进行筛查的方法,假阳性率和假阴性率均较低,并易为家长所接受;⑤已建立有效治疗方法,特别是通过早期治疗,能逆转或减慢疾病发展,或者改善其预后;⑥筛查费用、医学治疗效果及社会经济效益的比例合理。

三、新生儿遗传代谢病筛查注意事项

新生儿遗传代谢病筛查注意事项:①筛查前应将新生儿遗传代谢病筛查的项目、筛查病种、方式、费用等情况如实告知新生儿的监护人,并应遵循知情选择的原则，认真填写采血卡片，要求字迹清楚、登记完整。卡片内容包括：采血单位、母亲姓名、住院号、居住地址、联系地址、新生儿性别、孕周、出生体重、出生日期、采血日期及开奶时间等。②采血时间及方法：应避免新生儿血中异常代谢物尚未达到一定浓度前采血。一般应在婴儿出生后3天满72小时、哺乳6次后采血。由于各种原因（如早产、低体重、病重儿入院 NICU 者、提前出院）未采血者，最迟不宜超过20天。③采血部位多选择婴儿足跟内或外侧缘，血滴缓慢渗透滤纸，血斑直径应≥8mm。④标本保存：将血片置于清洁空气中，避免阳光直射，自然晾干呈深褐色，并登记造册后，置于塑料袋内，保存在2～8℃冰箱中。⑤复筛与确诊：凡筛查结果阳性者，对原血片进行再次筛查，如2次实验结果均大于阳性切值的，须召回可疑病例进行相应的实验室检查确诊。⑥对于筛查实验结果大于切值的可疑阳性新生儿，均应立即通过固定电话、手机、短信、电子邮件或书信等方式通知家长，召回到筛查中心进行复查，确诊后尽早给予治疗及干预。⑦质量控制：包括采血时间及方法、滤纸血斑质量、标本的保存与递送、采血膏片的填写、实验方法、试剂实验操作程序、室内质控与室间质控等。⑧治疗、随访及评估，疾病确诊后应立即治疗。一般在出生后1月龄内开始治疗，定期检测与随访。医师应向父母提供遗传咨询，使儿童与家长有较好的依从性，定期评估儿童生长发育包括智力发育。

四、新生儿遗传代谢病筛查内容

（一）先天性甲状腺功能减退症

先天性甲状腺功能减退症（CH）是儿科常见的内分泌疾病之一，其主要临床表现为体格和智能发育障碍。

按病因可分为散发性甲状腺功能减退症及地方性甲状腺功能减退症，前者是由于甲状腺发育不全、异位或甲状腺激素合成及功能障碍所造成的,临床上较常见;后者多出现在地方性甲状腺肿流行区,由发育早期碘缺乏所致,一般占甲状腺肿地区人口的 1‰～5‰。先天性甲低可通过新生儿遗传代谢病筛查获得早期诊断、治疗,其预后良好。CH 的发病率美国为 1∶2370～1∶4098,英国为 1∶1464,澳大利亚为 1∶4000,德国为 1∶3313,日本为 1∶2500～1∶4000,加拿大为 1∶7000。自 1985～2011 年,全国已累计筛查新生儿 55619114 例,诊断 CH5134 例,发病率为 1∶2100,西部地区发病率高于东、中部地区。

1.标本采集　参见新生儿遗传代谢病筛查注意事项。

2.筛查指标　①TSH:随着科学的发展,测定 TSH 的方法有了诸多进展,如放射免疫法(RIA)、酶标法(EIA)、酶联免疫吸附法(ELISA)、酶免疫荧光分析法(EFIA)和时间分辨荧光免疫分析法(Tr-FIA)等。在 1998 年以前,我国 CH 筛查以 RIA 法为主;1998 年开始,主要采用灵敏度较高的 Tr-FIA 法,少数地区采用 ELISA 法和 EFIA 法,RIA 法已基本不再采用。TSH 浓度的阳性切值,根据各地实验室及试剂盒而定,一般为 $9～20\mu IU/ml$ 不等,超过切值者召州复查。此法可造成漏筛的疾病有甲状腺结合球蛋白(TBG)缺乏、中枢性甲低、低甲状腺素血症等。低出生体重儿及极低出生体重儿,由于下丘脑-垂体-甲状腺轴反馈建立延迟,可使 TSH 延迟升高,导致筛查假阴性。②T_4:少数国家采用此指标,适用于筛查的疾病为原发性甲低、中枢性甲低及甲状腺素结合球蛋白缺乏。与 TSH 筛查方法相比,其筛查敏感性及特异性较低,且测试费用较高、操作复杂,虽然其筛查可及时发现迟发性 TSH 增高的患儿及高甲状腺素血症的患儿,但在初期 T_4 正常的延迟性 TSH 升高患儿中可漏诊。③TSH＋T_4:是较为理想的筛查方法,有些国家甚至采用 T_4-TSH-TBG 筛查方法,即在 T_4 为主筛查的基础上,若 $T_4 \leqslant -0.8SD$,加筛 TSH;$T_4 \leqslant -1.6SD$,加筛 TBG,由各种原因导致的 CH 筛查的敏感性和特异性分别达 98％及 99％,但是成本效益高,绝大多数筛查机构尚未采用。

3.筛查假阴性　由于筛查过程中存在筛查方法选择、实验操作过程及出生时的患病、生后输血、早产、低体重等因素,使筛查存在漏诊的可能(假阴性)。按照 TSH 筛查方法,漏诊率可达 10%,北美漏诊率为 6%～12%。为了减少漏诊,美国部分地区 CH 筛查设定在 2 个时间段,分别为生后 2～4 天及 2 周。在 2 周时筛查,检出的 CH 患儿占总的 CH 患儿的 10%,基于这一阶段筛查增加的 CH 发病率大概为 1：30000,主要见于轻度或延迟增高 TSH 的低体重儿或极低体重儿,其中有一些病例可能址由于甲状腺发育异常或内分泌功能障碍所致。

4.CH 的诊断

(1)确诊指标:血清促甲状腺素(TSH)、游离甲状腺素(FT_4)浓度。

1)血 TSH 增高、FT_4 降低者,诊断为先天性甲状腺功能减退症。

2)血 TSH 增高、FT_4 正常者,诊断为高 TSH 血症。

(2)甲状腺超声检查、骨龄及放射性核素扫描(ECT)测定可辅助诊断。

5.CH 的治疗

(1)采用甲状腺素替代疗法:

1)先天性甲状腺功能减退症患儿:应尽早给予左旋甲状腺素(L-T_4)治疗,初始治疗剂量 6～15μg/(kg·d)。

2)高 TSH 血症酌情给予 L-T_4 治疗。如患儿确诊时初次血 TSH >20mU/L 或随访后血 TSH 水平持续>10mU/L 者也应立即开始 L-T_4 的治疗,初始治疗剂量可根据 TSH 升高程度调整。

(2)治疗后定期复查并根据甲状腺功能调整 L-T_4 的剂量。

(3)定期进行体格和智能发育情况评估。

(4)甲状腺缺如或异位者需要终身治疗,其他患儿在正规治疗 2～3 年后重新评估甲状腺功能及生长发育水平。如甲状腺功能正常者为暂时性甲状腺功能减退症,可停药。

(二)苯丙酮尿症

苯丙酮尿症(PKU)属常染色体隐性遗传性疾病。

PKU是先天性遗传代谢病中发生率相对较高的一种疾病,也是引起小儿智能发育障碍较为常见的原因之一。PKU是可早期诊断、早期治疗,并可预防其智能落后的先天性遗传病之一。在不同种族人群中,其发病率各不同,白人发病率较高,黑人和黄种人较低。血液中苯丙氨酸(Phe)冰度高于 2mg/dl(120μmol/L)称高苯丙氨酸血症(HPA)。遗传性高苯丙氨酸血症有两大类原因:一类为肝脏苯丙氨酸羟化酶(PAH)活性下降或丧失,是导致遗传性高苯丙氨酸血症的主要原因,占70%～90%,各个国家与地区有所不同,我国北方地区约占90%;另一类为四氢生物蝶呤酶(BH4)缺乏症,两类疾病临床表现相似,但诊断与治疗方法不同。早期鉴别诊断至关重要。

PKU是由于 PAH 基因突变,导致 PAH 活性降低或丧失,苯丙氨酸代谢紊乱,使体内 Phe 羟化成酪氨酸的代谢途径发生障碍,引起高苯丙氨酸血症及其有害旁路代谢产物蓄积而致病。蓄积于体内的苯丙氨酸及其有害旁路代谢产物对脑的发育和生理功能有直接的毒性作用,并可抑制其他酶的活性,引起继发性代谢紊乱。苯乳酸的蓄积可抑制多巴胺脱羧酶的活性,从而使血中去甲肾上腺素减少,并抑制谷氨酸脱羧酶的活性,可使 α-氨基丁酸减少,而后者是脑发育所必需的物质。

苯丙氨酸及其有害旁路代谢产物还可影响 5-羟色胺的生成,其合成减少影响了脑功能。另外,苯乙酸和苯乳酸从尿中大量排出,使患者尿液具有特殊的鼠尿臭味。高浓度的 Phe 及其异常代谢产物抑制酪氨酸酶,使黑色素合成障碍,皮肤变白、头发发黄。

1.标本采集　参见新生儿遗传代谢病筛查注意事项。

2.筛查指标　①血液 Phe 浓度测量:血 Phe 浓度＞120μmol/L,为可疑 PKU 患者,需召回复查。在空腹或低蛋白饮食状态下,轻度高苯丙氨酸血症患儿血 Phe 浓度可能低于 2mg/dl,对于可疑患儿需多次复查。②尿蝶呤分析和 BH_4 负荷测验：除 PAH 缺陷外，10％～30％的高苯丙氨酸血症是由于 BH_4 缺乏引起的。BH_4 是一种重要的神经递质，其缺乏不仅致体内苯丙氨酸蓄积，同时脑内多巴胺、5-羟色胺合成障碍，导致严重的神经系统损害。尿蝶呤分析是鉴别 BH_4 缺乏症的主要方法之一，而 BH 负荷试验是诊断和鉴别 BH_4 缺乏症的快速、可靠方法。Phe 基础浓度＞$600\mu mol/L$ 的患者，可直接进行该试验；血 Phe 基础浓度低于 $600\mu mol/L$ 的患者，应进行 Phe-四氢生物蝶呤联合负荷试验。PAH 基因位于染色体 12q22-24.1，迄今已发现 500 余种突变，其种类和频度有地区和人种差异。很多国家和地区进行了 PKU 的分子流行病学研究、杂合子筛查及产前诊断。

PKU 和 BH_4D 的诊断：凡新生儿血 Phe 浓度持续≥$120\mu mol/L$ 为高苯丙氨酸血症（HPA）。所有 HPA 均应进行尿蝶呤谱分析、血二氢蝶啶还原酶（DHPR）活性测定和 BH_4 负荷试验，以鉴别 Phe 羟化酶（PAH）缺乏症和四氢生物蝶呤（BH_4）缺乏症。

（1）PKU：持续 Phe≥$360\mu mol/L$ 为 PKU，血 Phe＜$360\mu mol/L$ 为 HPA。

根据对 BH_4 反应程度又分为 BH_4 反应性 PKU（口服 BH_4 20mg/kg 后血 Phe 浓度下降 30％以上，尿蝶呤谱正常）及 BH_4 无反应性 PKU。

（2）四氢生物蝶呤缺乏症：最常见为 6-丙酮酰四氢蝶呤合成酶（PTPS）缺乏症（尿新蝶呤增高，生物蝶呤及其百分比极低），其次为二氢蝶啶还原酶（DHPR）缺乏症（DHPR 活性明显降低），其他类型少见。

PKU、HPA、BH4D 的治疗：

（1）PKU：在正常蛋白质摄入下，血 Phe 浓度持续≥$360\mu mol/L$ 者均应给予低 Phe 饮食治疗，血 Phe≤$360\mu mol/L$ 者需定期随访观察。

BH_4 无反应性者给予低 Phe 饮食治疗；BH_4 反应性者可单独给予 BH_4 或联合低苯丙氨酸饮食治疗。

（2）BH₄D：给予四氢生物蝶呤、神经递质前质（多巴胺、5-羟色氨酸）等联合治疗。

（3）定期检测血 Phe 浓度，控制血 Phe 浓度在各年龄理想范围内；定期进行体格和智能发育评估。

（4）治疗至少到青春发育期后，提倡终身治疗。

（5）PKU 患者怀孕之前 6 个月起严格控制血 Phe 浓度在 20～360μmol/L，直至分娩。

（三）先天性肾上腺皮质增生症

先天性肾上腺皮质增生症（CAH），是由于肾上腺皮质激素合成过程中酶的缺陷所引起的疾病，属常染色体隐性遗传病。

多数病例是由于肾上腺分泌糖皮质激素、盐皮质激素不足而雄性激素过多，故临床上出现不同程度的肾上腺皮质功能减退，伴有女孩男性化，而男孩则表现性早熟，此外，尚可有低血钠或高血钾等多种综合征。本症以女孩多见，男女之比约为 1∶2。此病的新生儿筛查，主要是新生儿 21-羟化酶缺乏症的筛查。目的是预防危及生命的肾上腺皮质危象以及由此导致的脑损伤或死亡，预防女性患儿由于外生殖器男性化造成性别判断错误，预防过多雄激素造成的以后身材矮小以及心理、生理发育等障碍，使患儿在临床症状出现之前及早得到诊治。

1.标本采集。

2.筛查指标　血液中 17-OHP 浓度测定。正常婴儿出生后 17-OHP＞90nmol/L，12～24 小时后降至正常。17-OHP 水平与出生体重有一定关系，正常足月儿 17-OHP 水平约为 30nmol/L，出生低体重儿（＜2500g）为 40nmol/L，极低体重儿（＜1500g）为 50nmol/L，出生后的新生儿如合并某些心肺疾病时 17-OHP 也会上升，由于上述原因可导致假阳性率和召回率升高。一般筛查时 17-OHP＞500nmol/L 为典型 CAH，150～200nmol/L 可见于各种类型的 CAH 或假阳性。17-OHP 筛查的阳性切割点仍应根据各实验室的方法制定，并通过长期观察、总结经验来加以调整。阳性病例需密切随访,通过测定血浆皮质醇、睾酮、DHEA、DHA 及 17-OHP 水平等以确诊。根据临床症状、体征和试验检测结果,CAH 诊断为三种类型:①失盐型;②单纯男性化型;③非典型(晚发型)CAH。

3.产前诊断　CAH 是常染色体隐性遗传病,每生育一胎即有 1/4 的概率为 CAH 患者。对家族中有本病先症者的父母应进行 21-羟化酶基因分析。在孕 9～11 周时取绒毛膜活检,进行染色体核型分析及 CYP21B 基因分析,孕 16～20 周取羊水检测,包括:胎儿细胞 DNA 基因分析、羊水激素(孕三醇、17-OHP 等)水平测定等。

4.CAH 的治疗　尽早给予盐皮质激素和糖皮质激素治疗。治疗期间必须进行临床评估和血 17-羟孕酮(17-OHP)、脱氢异雄酮、雄烯二酮的检测,以调节两类激素的剂量,达到最佳治疗效果。患儿在出生后 3 个月内,若得到早期规范的治疗,激素水平均能得到较好地控制,并在生长发育过程中,维持正常的生长速率和骨龄成熟,其最终能出现正常的青春期发育。

(四)葡萄糖-6-磷酸脱氢酶缺乏症

葡萄糖-6-磷酸脱氢酶缺乏症(G-6-PD)是一种遗传性溶血性疾病。

G-6-PD 缺乏症患者遍及世界各地,但不同地区、不同各民族间发生率有很大差异,高发地区为地中海沿岸国家、东南亚、印度、菲律宾、巴西和古巴等。在我国,此病主要见于长江流域及其以南各省,以四川、广东、广西、云南、福建、海南等省(自治区)为多见,其中以广东省发病率最高,北方地区较为少见。

G-6-PD 基因突变是 G-6-PD 活性降低的根本原因,基因定位于染色体 Xq28 上,由 13 个外显子和 12 个内含子组成编码 515 个氨基酸,呈 X 连锁不完全显性遗传。患者男性多于女性。男性只有一条 X 染色体,G-6-PD 基因缺陷称半合子,酶活性呈显著缺乏;女性两条 X 染色体上的 G-6-PD 基因均缺陷者称为纯合子,酶活性亦呈显著缺乏,但少见;女性只有一条 X 染色体的 G-6-PD 基因有缺陷者,称为杂合子。杂合子女性 G-6-PD 活性取决于缺乏 G-6-PD 的红细胞数量在细胞群中所占的比例,酶活性可接近正常亦可显著缺乏。男性半合子和女性正常人婚配,则女儿均为杂合子,儿子全部正常。女性杂合子与正常男性婚配,儿子有 50％为 G-6-PD 活性显著缺乏,女儿中则有 50％为杂合子。

基因的突变型已有 122 种以上,我国报告有 17 种。根据世界卫生组织(WHO)对 G-6-PD 生化变异型的鉴定标准,全世界已发现 400 多种酶的变异型。中国变异型有香港型、广东型、客家型、台湾型等。G-6-PD 缺乏症在高发区可引起新生儿高胆红素血症,进行新生儿筛查及产前筛查可早期诊断、早期防治高胆红素血症的发生。

1.标本采集。

2.筛查指标　G-6-PD 活性检测为特异性的直接诊断方法。

(1)Zinkham 法(世界卫生组织推荐):正常值为(12.1±2.09)IU/gHb。

(2)Clock 与 Melean 法(国际血液学标准化委员会推荐):正常值为(8.34±1.59)IU/gHb。

(3)NBT 定量法:正常值为 13.1～30.0NBT 单位。

影响 G-6-PD 活性的因素有新生儿感染、病理产程、缺氧、溶血症等,可能会掩盖 G-6-PD 缺乏症的诊断;对高度怀疑者,应在血液指标恢复正常,溶血停止后 2～3 个月再复查 G-6-PD 活性,以免漏诊。

(4)荧光斑点试验对男性半合子和女性纯合子的检出率高达100％,对 G-6-PD 活性正常者,与直接测定法(分光光度法)比较,符合率为 98.3％。因此,荧光斑点法灵敏度高,实验程序、操作步骤简便、耗时少,结果客观正确且费用低廉,适用于 G-6-PD 的群体筛查。阳性切值 G-6-PD≤2.5U/gHb,G-6-PD/6-PCD≤1.3,阳性切值应根据正常人群的 G-6-PD 参考值范围和本地区 G-6-PD 缺乏症的发病率而定。低于切值者即为 G-6-PD 缺乏症阳性,建议不同地区的实验室应建立自己的阳性切值,实验室操作时,应保持环境洁净,室温在 18~25℃,空气应保持干燥,潮湿季节需有抽湿装备,使室内湿度保持在 30%~80%,待测标本应足够新鲜,筛查血片最好在采集 3 天内检测,1 周内仍具有检测可接受性,超过 1 周检测,假阳性明显增多。干血斑 G-6-PD 活性随检测时间的推移而下降,第 72 小时、7 天、14 天检测者比 24 小时内检测者分别衰减 20%、32% 及 52.4%。血片漂浮对 G-6-PD 测定将造成影响,在荧光测定时最好能使血片沉于井底。另外,建议每一块板都使用标准品和质控,因为不同板块的标准品、质控品和未知标本的荧光值可能有变化。对可疑缺乏者,召回婴儿进行 G-6-PD 活性确诊试验。

3.产前筛查和脐血筛查　孕妇产前服用预防溶血的药物,可降低由 G-6-PD 缺乏所致的新生儿高胆红素血症的发生率其方法是:对产前检查的孕妇及其丈夫进行 G-6-PD 活性测定,凡一方有 G-6-PD 缺乏者,孕妇从妊娠 36 周起,每晚服苯巴比妥 30~60mg,同时每天 3 次,每次服叶酸 10mg、维生素 E50mg、复合维生素 B 直到分娩。产后对每例新生儿保留脐血进行 G-6-PD 活性测定,最好在出生后 2~3 天内获得实验结果。对 G-6-PD 缺乏的新生儿可早期采用防治高胆红素血症的措施,降低新生儿高胆红素血症的发生率。

目前尚无特殊治疗,进行疾病预防知识的宣教,并给予患儿 G-6-PD 缺乏携带卡,指导患儿预防用药,卡内列出禁用和慎用的氧化作用药物和避免食用蚕豆及其制品等,急性发作时对贫血和高胆红素血症对症处理。

(五)新生儿遗传代谢疾病的串联质谱筛查

遗传代谢病是由于遗传性代谢途径的缺陷,引起异常代谢物的蓄积或重要生理活性物质的缺乏,而导致相应临床症状的疾病。

涉及氨基酸、有机酸、脂肪酸、尿素循环、碳水化合物、类固醇、维生素等多种物质的代谢异常,可导致多个系统受损。该类疾病种类繁多,目前已发现 500 余种,是人类疾病中病种最多的一类疾病。虽然每种遗传代谢病发病率低,但总体发病率可达到 $1/4000\sim1/5000$。有些遗传性代谢病在新生儿早期,例如 m 生后数小时或几天内即发病,部分疾病却可在幼儿期、学龄前期与学龄期、青少年期甚至成年期发病。如果不及早发现,对机体可造成不可逆转的严重损害,如智力低下、终身残疾甚至死亡。

串联质谱(MS/MS)技术是近年来发展起来的一种直接分析复杂混合物的新技术,它比色谱.质谱技术更能适应复杂样品的分析,且样品甚至不经任何预处理而直接分析。遗传代谢病筛查的原理:串联质谱(MS/MS)的基本原理是将两个质谱仪经一个碰撞室串联而成,既用质谱仪做混合物样品的分离器,又用质谱仪作为组分的鉴定器。当在直接进样系统中导入一个混合物样品并经离子源电离时,首先调节第 1 个质谱仪的磁场,经过质量分析的质量分离,离子按质量数的不同而分开,然后选择需要分析鉴定的离子进入碰撞室,经碰撞活化后,使其进一步裂解,产生的子离子再进入第 2 个质量分析器分离,然后经过不同的扫描记录即可得到串联质谱图谱,进一步将代谢物质谱转换成有意义的临床结果,根据质谱峰的质荷比(m/z)进行定性。质谱峰的强度与它代表的分析物的浓度成正比,通过测定离子峰的强度进行定量,这一过程主要通过计算分析物离子丰度而得,即未知分析物的丰度与其相应的内标物的丰度之比,由内标物的已知浓度计算出分析物的含量。1990 年,美国杜克大学陈垣崇教授研究团队中的 Dr. Millington 首先提出了利用串联质谱仪进行新生儿筛查。1995 年,RashedMS 等将电喷雾-串联质谱技术(ESI-MS/MS)应用于新生儿遗传代谢性疾病筛查,检测出丙酸血症、甲基丙二酸血症、短链以及中链酰基辅酶 A 脱氢酶缺乏症等多种疾病。ESI-MS/MS 引入了离子化技术,该技术可以与连续自动进样器联用,自动进样器的联用增加了分析的准确度以及分析样品的数量,使得一个进样序列可以连续分析 200 个样品(每个样品分析时间在 3 分钟左右),为大规模地开展新生.儿遗传代谢病筛查提供了有利的条件。自此,世界各地的公共卫生实验室就开始使用 MS/MS 分析开展新生儿遗传代谢病筛查工作,到目前为止,有超过 60 种代谢产物,约 30 多种遗传代谢性疾病可以通过 MS/MS 筛查串联质谱技术在新生儿遗传代谢病筛查中也得到了广泛的心用。实现了由传统新生儿遗传代谢病筛查的"一项实验检测·种疾病"向"一项实验检测多种疾病"的转变。由于 MS/MS 检测快速、灵敏、高通量和选择性强等特点,在新生儿遗传代谢病筛查应用中扩展了筛查疾病谱,提高了筛查效率及筛查特异性、敏感性,使得新生儿遗传代谢病筛查跨入一个新的纪元。

美国遗传学会建议筛查的新生儿遗传代谢病为 25 种,推荐筛查的为 29 种。中国上海、浙江、广东筛查的常见新生儿遗传代谢病为 26 种以上。

中国上海于 2003 年开始应用串联质谱技术开展新生儿遗传代谢病的筛查。目前全国有 14 省份相继应用此技术开展筛查。上海已累计筛查了 40 余万例、浙江 50 余万例,已筛查出 16 种遗传代谢病 228 例,总发病率为 1/4342。分别为氨基酸代谢障碍 124 例,发病率为 1/7983,其中高苯丙氨酸血症为 86 例,发病率为 1/11511;瓜氨酸血症 11 例,发病率为 1/90000;枫糖尿症 10 例,发病率为 1/99000。有机酸血症 61 例,发病率为 1/16229;其中 3-甲基巴豆酰辅酶 A 羧化酶缺乏症 26 例,发痛率为 1/38076;甲基丙二酸血症 25 例,发病率为 1/39600。脂肪酸氧化代谢病 43 例,发病率为 1/23023;其中原发性肉碱缺乏症 26 例,发病率为 1/38076;短链酰基辅酶 A 缺乏症 11 例,发病率为 1/90000。绝大多数患儿均得到了有效治疗,身心发育良好。

第四节　新生儿听力筛查

【概述】

听力障碍是常见的出生缺陷。国外研究表明,正常新生儿中双侧听力障碍的发生率在 0.1％～0.3％,其中重度至极重度听力障碍的发生率约为 0.1％。我国 2012 年一项对近 10 年国内新生儿听力筛查研究报告的系统评价后得出,我国普通病房新生儿的耳聋合并发病率为 0.2％,新生儿重症监护病房的为 2.29％,男女无差异。

新生儿听力筛查是早期发现和诊断听力障碍的重要策略,是减少听力障碍对语言发育和其他神经精神发育的影响,促进儿童健康发展的有力保障。20 世纪 90 年代,美国率先立法并在全国范围内推广新生儿听力筛查,欧盟在 1998 年认可并在欧洲启动。我国政府于 2000 年在母婴保健法中肯定了新生儿听力筛查的意义和必要性,并开始在全国范围内广泛开展这项工作。

【新生儿听力筛查理论基础及有效性】

正常的听力是儿童语言学习的前提。一般情况下,听力正常的婴儿在 4～9 个月期间开始咿呀学语,最晚不超过 11 个月,这是语言发育的重要阶段性标记。但是重度听力障碍的儿童因为早期缺乏语言刺激,不能在这一关键阶段开始启动语言学习,甚至在 2～3 岁时仍然无法建立正常的语言学习,最终重者导致聋哑,轻者导致语言或言语障碍,社会适应能力低下、学习困难以及就业困难等。如果在新生儿期或者婴儿早期能够及时发现听力障碍,并通过声放大技术等方法重建其语言刺激环境,这样可以大大减弱语言损害导致的严重后果。

研究证实,传统的高危家庭登记管理的办法只能发现约 50％左右的先天性听力障碍儿童,通过常规体检或者父母识别的方法几乎不能在 1 岁以内发现听力障碍患儿。因此,唯有新生儿听力筛查才是早期发现听力障碍的有效方法,最终实现先天性听力障碍儿童聋而不哑。

已有的研究表明新生儿听力筛查对早期发现和干预听力障碍,促进听力障碍患儿的语言等神经心理发育是非常有效的来自美国的一项前瞻性研究,随访了 150 例不同程度、不同年龄被发现的听力障碍儿童,结果发现听力障碍在 6 个月前被发现的患儿语言理解智商和语言表达智商均明显高于 6 个月以后被发现听障的儿童,得分差值达 20 分。同时,一项来自英国的研究也证明了 6 个月前发现听力障碍是预防听力损害儿童语言发育障碍的唯一重要因素。

【新生儿听力筛查的目标及类型】

新生儿听力筛查的总目标是,早期发现有听力障碍的儿童,并给予及时的干预,使其语言发育和其他神经心理发育水平小受或者少受影响。与其他筛查一样,新生儿听力筛查也有个人群筛查和目标人群筛查两种。

全人群新生儿听力筛查也称为普遍筛查,即每一出生的新生儿都要进行筛查。而目标人群的新生儿听力筛查仅对有高危因素的新生儿进行筛查。但是,由于并不是所有的先天性听力障碍的患儿都有高危因素,因此仅仅对目标人群进行筛查势必会漏诊一些患儿,所以目前全球范围内都是以全人群筛查作为努力目标。但是,由于全人群筛查的成本比较高,对组织工作的要求也比较高,所以存一些发展中国家,可以先从目标人群筛查开始启动,随着方法学的逐步完善以及社会资源的日益丰富,再过渡到全人群筛查。

我国目前总体上要求开展全体新生儿听力筛查,同时通过十余年的努力,在新生儿听力筛查工作上取得了重要的成绩。但是,我国由于幅员辽阔,各地区差异较大,仍有一些地区根据现实状况采用口标人群筛查。2009 年,原卫生部出台的《全国新生儿疾病筛查工作规划》中提出现阶段目标为:到 2015 年,完善以省为单位的新生儿疾病筛查服务网络;东部地区、中部地区和西部地区新生儿听力筛查率分别达到

90％、60％和50％。

【新生儿听力筛查技术】

新生儿听力筛查的技术主要有两大类，一类是耳声发射技术（OAE），另一类是听性脑干诱发电位技术（ABR）。以下分别介绍其中一种较为常见的耳声发射测试方法，即瞬态诱发耳声发射测试技术，以及一种听性脑干诱发电位技术，即自动听性脑干诱发电位技术。

1.瞬态诱发耳声发射（TEOAE）　使用的是瞬态刺激声，通常是短声或短音。耳蜗接受到刺激声，在4～15毫秒内，从外耳道可以记录到散频声反应。这项技术具有客观性、敏感性和快速无创伤等特点.因此，这一技术对新生儿听功能检测具有特殊的应用价值。

在实际筛查过程中，需要认识到，这一技术只能作为筛查方法，并非是听力学诊断手段，因此不能作为诊断听力障碍的标准。没有通过TEOAF的新生儿需要接受听力学诊断性检查，因为这些筛查阳性的新生儿是听力损伤的高危人群，需要进一步明确诊断。但是，需要引起重视的是，实际筛查工作中也存在，新生儿虽然有听力问题，但是也能顺利通过新生儿期的TEOAD的筛查，即假阴性。出现这一情况的主要原因是，某些新生儿的断力障碍属于特殊听力学构型，即在测试频率范围内，存在一种减多种频率的正常听力。当然还有其他一些可变因素以及不可测的因素也会导致假阴性。这些新生儿早发现、早诊断的难度较大，有时需要联合其他听力筛查技术，或在日常的儿童定期生长发育保健检查中完善各阶段的听力筛查评估检测。

2.自动性听性脑干诱发反应技术（AABR）　是在听性脑干诱发电位的基础上，通过新的算法以及专用的测试探头，发展了自动听性脑干诱发电位技术，是一种快速、可靠、无创的筛查方法。它通过听性诱发电位技术测试听功能，通过放置于颅骨特定位置上的耳机收集可重复的、稳定的神经电反应信号，并且利用伪迹剔除系统开窗的大小控制干扰信号，使其不被耳机收集而对最终结果产生。对于收集到的有用信号,AABR 系统利用其自身的特有的算法软件进行判断,自动给出筛查结果。AABR 的出现和使用,目的在于与 OAE 技术联合应用于筛查工作,全面检查新生儿耳蜗、听神经传导通路、脑干的功能状态,尽早发现由于新生儿某些病理状态所导致的蜗后病变,降低听力筛查的假阴性率。一项系统分析研究表明,OAE 和 AABR 的联合应用于新生儿听力筛查,是目前最佳的筛查发生和手段,尤其对于新生儿重症监护病房的新生儿进行联合筛查更为必要。

【新生儿听力筛查的流程】

新生儿听力筛查的流程近年来得到不断地完善,2010 年原卫生部出台的《新生儿疾病筛查技术规范》中提及的新生儿听力筛查的技术规范,进一步明确了我国新生儿听力筛查的流程与规范,尤其对筛查、诊断、干预、随访、康复等环节进行了重点描述。

1.筛查

(1)正常出生新生儿实行两阶段筛查:出生后 48 小时至出院前完成初筛,未通过者及漏筛者于 42 天内均应当进行双耳复筛。复筛仍未通过者应当在出生后 3 个月内转诊至省级卫生行政部门指定的听力障碍诊治机构接受进一步诊断。

(2)新生儿重症监护病房(NICU)婴儿出院前进行自动听性脑干反应(AABR)筛查,未通过者直接转诊至听力障碍诊治机构。

(3)具有听力损失高危因素的新生儿,即使通过听力筛查仍应当在 3 年内每年至少随访 1 次,在随访过程中怀疑有听力损失时,应当及时到听力障碍诊治机构就诊。新生儿听力损失高危因素:

1)新生儿重症监护病房(NICU)住院超过 5 天。

2)儿童期永久性听力障碍家族史。

3)巨细胞病毒、风疹病毒、疱疹病毒、梅毒或毒浆体原虫(弓形体)病等引起的宫内感染。

4)颅面形态畸形,包括耳廓和耳道畸形等。

5)出生体重低于 1500g。

6)高胆红素血症达到换血要求。

7)病毒性或细菌性脑膜炎。

8)新生儿窒息(Apgar 评分 1 分钟 0～4 分或 5 分钟 0～6 分)。

9)早产儿呼吸窘迫综合征。

10)体外膜氧。

11)机械通气超过 48 小时。

12)母亲孕期曾使用过耳毒性药物或袢利尿剂,或滥用药物和酒精。

13)临床上存在或怀疑有与听力障碍有关的综合征或遗传病。

(4)在尚不具备条件开展新生儿听力筛查的医疗机构,应当告知新生儿监护人在 3 月龄内将新生儿转诊到有条件的筛查机构完成听力筛查。

(5)操作步骤:

1)清洁外耳道。

2)受检儿处于安静状态。

3)严格按技术操作要求,采用筛查型耳声发射仪或自动听性脑干反应仪进行测试。

2.诊断

(1)复筛未通过的新生儿应当在出生 3 个月内进行

(2)筛查未通过的 NICU 患儿应当直接转诊到听力障碍诊治机构进行确诊和随访。

(3)听力诊断应当根据测试结果进行交叉印证,确定听力障碍程度和性质。疑有其他缺陷或全身疾病患儿,指导其到相关科室就诊;疑有遗传因素致听力障碍,到具备条件的医疗保健机构进行遗传学咨询。

(4)诊断流程:

1)病史采集。

2)耳鼻咽喉科检查。

3)听力测试,应当包括电生理和行为听力测试内容,主要有:声导抗(含 1000Hz 探测音)、耳声发射(OAE)、听性脑干反应(ABR)和行为测听等基本测试。

4)辅助检查,必要时进行相关影像学和实验室辅助检查。

3.干预　对确诊为永久性听力障碍的患儿应当在出生后 6 个月内进行相应的临床医学和听力学干预。

4.随访

(1)筛查机构负责初筛未通过者的随访和复筛。复筛仍未通过者要及时转诊至诊治机构。

(2)诊治机构应当负责可疑患儿的追访,对确诊为听力障碍的患儿每 6 个月至少复诊 1 次。

(3)各地应当与制定追踪随访工作要求和流程,并纳入妇幼保健工作常规。妇幼保健机构应当协助诊治机构共同完成对确诊患儿的随访,并做好各项资料登记保存,指导社区卫生服务中心做好辖区内儿童的听力监测及保健。

5.康复

(1)对使用人工听觉装置的儿童,应当进行专业的听觉及言语康复训练。定期复查并调试。

(2)指导听力障碍儿童的家长或监护人,到居民所在地有关部门和残联备案,以接受家庭康复指导服务。

【迟发性或进行性听力问题】

新生儿听力筛查的推广确实对推动我国先天性听力障碍儿童进行早发现、早治疗。但是确实还有一部分迟发性或进行性听力问题存在,临床上多见于以下几种情况,需要引起重视:

1.听力筛查通过,到了开口说话阶段,被家长和老师发现。

2.听力筛查未通过,首次听力诊断时双侧听力损失很轻,医师没有提醒家长复查,或者家长没有遵医嘱进行定期复查,听力损失加重后才发现。

3.单侧听力顺势发展为双侧听力损失,由于说话不清才被发现。

上述情况出现,最常见的是曾经入住新生儿重症监护病房的患儿。因此,对于这些患儿,3岁以前每6个月~1年,至少需要检查一次听力,以便及早发现迟发型听力问题。

第五节　儿童视力筛查

【概述】

儿童早期是视力发育的关键期和敏感期,只有在良好的视觉环境下视力才有可能发育正常。而发生在儿童早期的一些先天性眼病、屈光不正、弱视和斜视等如不早期被发现,往往会影响到儿童视力的发育,表现出视力低常。因此,儿童视力筛查可作为早期发现儿童眼病和视力问题的一种重要手段,使儿童的一些常见眼病有机会得到早期发现、早期治疗,降低弱视发病率,促进儿童视力和视觉功能的良好发育。

儿童视力筛查是依据儿童视觉发育特点和规律,运用相应的检测手段和技术,针对不同年龄阶段儿童进行相应的视力筛查和评估,对存在潜在视力问题的儿童做进一步的眼科检查、诊断和治疗。

1.正常儿童视觉发育里程碑

(1)新生儿:对光已有反应,在强光刺激下会闭上眼睛。

(2)2~3个月:孩子有了固视物体的能力,目光能随物体的移动而移动。

(3)4~6个月:孩子出现手-眼协调运动。

(4)7~9个月:孩子会察言观色,会模仿大人的动作,能同时玩两个以上物体。

(5)1岁左右:孩子能用手指端准确取起细小的物体,如黄豆、花生米。

(6)1.5岁:孩子会翻、看图书,会搭积木,会识别简单的形状。

(7)2岁前后:能模仿画线条。

(8)3岁左右:孩子能认识更复杂的形状,如菱形、椭圆形等,能识别颜色,能区分色彩的不同饱和度等。

根据儿童视觉发育过程中具有年龄特征的行为表现可以评估儿童的视力状况,筛查者应关注落后于视觉发育里程碑的表现。

2.正常儿童各年龄段视力发育水平

(1)5个月:4.0。

(2)6个月:4.3。

(3)1岁:4.5。

(4)2岁:4.6~4.7。

(5)3岁:4.7~4.8。

(6)4~5岁:4.8~5.0。

(7)6岁:5.0。

考虑到儿童年龄和发育的特点,根据中华医学会眼科学分会斜视与小儿眼科学组弱视诊断专家共识(2011年)认为年龄在3~5岁儿童视力的正常值下限为0.5,6岁及以上儿童视力的正常值下限为0.7。7岁以下儿童的视力正处于发育阶段,筛查者要用动态的理念去观察儿童视力发育的进程。

【筛查目的】

1.早期发现弱视和其他一些常见眼病,及时转诊至专科进一步检查。

2.早期诊断和治疗,最大限度地减少由视觉问题带来的后果。

3.早期预防,为儿童视觉发育创造良好的发育环境。

【筛查对象】

7岁以下儿童。

【筛查时间】

根据我国儿童保健工作的实际情况,建议儿童视力筛查时间和定期的体格检查时间结合在一起。新生儿应在生病 28～30 天进行初筛,婴儿期 6～12 个月龄 1 次,1 岁以后每年 1 次进行阶段性检查。如果发现存在影响视力发育的一些高危因素如早产或低出生体重儿、患遗传代谢综合征、父母或家族有屈光不正、斜视、弱视等视力低常者需增加监测次数。

【筛查方法与转诊指标】

1.观察和询问　视觉异常表现有潜在视力问题的儿童在外观上会表现出一些症状和特征,如出现眼位不正(斜视);有时或疲劳时出现眼球震颤;眼睑下垂;频繁眨眼;过度揉眼;视物时喜欢皱眉、眯眼,头歪向一边;阅读或书写时头靠近书本或桌子;看电视总是往前凑;强光时闭上一只眼;容易踌跌、摔倒等。需要筛查者细心观察与询问。

转诊指标:有上述异常表现的需转诊至医疗保健机构的儿童眼保健科或临床眼科进一步检查。

2.视觉行为筛查

(1)新生儿检查条件及设备:室内自然光线,电源能量充足的聚光手电灯光源。内容包括:

1)光照反应:操作:室内自然光线下用手电灯快速移至受检者眼前照亮瞳孔区,重复多次,两眼分别进行。

正常:受检者出现反射性闭目动作。

2)瞳孔对光反射:操作:室内自然光线下,自眼前正前方用手电灯照亮受检者瞳孔区,重复多次,注意两眼分别进行,不要同时照射两眼。

正常:被照射眼瞳孔缩小为直接对光反射存在,非照射眼同时出现瞳孔缩小为间接对光反射存在。

3)追光反应或红球反应:操作:室内自然光线下,用手电灯或直径 5cm 左右色彩鲜艳的红球在眼前 33cm 距离缓慢移动。

正常:对光源或红球有短暂寻找、追随注视。

(2)6个月龄儿童:

1)防御性瞬目反射:操作:室内自然光线下,受检者取顺光方向,检查者以手或大物体在受检者眼前快速移动,不接触到受检者。

正常:受检者出现反射性瞬目动作。

2)注视或追视:操作:用色彩鲜艳的玩具置于受检者眼前33cm~1m范围内,缓慢移动;分别遮盖左、右眼,观察遮盖后反应。

正常:能固定注视物体,并能追随注视180度角范围,两眼运动协调,开始抓握玩具。两眼对遮盖反应一致,无明显拒绝遮挡的表现。

(3)1岁儿童:操作:在33cm左右距离用有复杂图形、色彩鲜艳的画片或微型物品吸引其注意力。分别遮盖左、右眼,并分别自上下左右各方向90度角以外将测试物慢慢移至眼前。

正常:能看到1cm^{2}以下的小物体,并能用手准确抓取。双眼测试时可以发现侧方60度角的测试物。能看清较远处物体。两眼对遮盖反应一致。

(4)1岁以上能行走儿童:观察:正常行走时能主动避让障碍物。看复杂图片时没有特别明显的歪头、眯眼、距离过近等不良姿势。

转诊指标:以上检查如不能引出正常反应或正常视觉行为表现,应予转诊至医疗保健机构的儿童眼保健科或临床眼科进一步检查。

3.眼位及眼球运动检查　适用于6月龄以上的儿童。检查条件及设备:室内自然光线,电源能量充足的聚光手电灯光源,遮眼板。

(1)角膜映光法+遮盖法检查眼位:操作:手电灯放至受检者眼前33cm照亮瞳孔区,嘱受检者分别注视光源及正前方6m的固定目标;再分别遮盖左、右眼,观察有无眼球摆动。

正常:两眼能固定注视光源,瞳孔中心各有一反光点,分别邀盖时没有幅度明显的眼球摆动。

转诊指标:出现角膜映光点偏离瞳孔中心,分别遮盖时出现眼球明显的摆动,应予转诊至医疗保健机构的儿童眼保健科或临床眼科进一步检查。

(2)检查眼球运动:操作:分别自正前方向上、下、左、右、右上、右下、左上、左下慢速移动光源。

正常:两眼能够同时、同方向做平稳、等量移动,反光点保持在两眼瞳孔。

转诊指标:不能达到上述正常标准时,应予转诊至医疗保健机构的儿童眼保健科或眼科进一步检查。

4.视力筛查或检查　根据儿童年龄选择检查方法,不能合作检查的儿童适当降低一级检查方法。3 岁以下及不会说话的儿童主要通过看能否固视和跟随物体来进行视力评估。如果 3 月龄以后固视或者跟随困难的孩子高度怀疑有双眼或脑的异常,应进一步检查。

参 考 文 献

1.黎海芪.实用儿童保健学.北京:人民卫生出版社,2016

2.陈荣华,赵正言,刘湘云.儿童保健学.江苏:江苏科学技术出版社,2017

3.中华医学会儿科学分会.儿童保健与发育行为诊疗规范.北京:人民卫生出版社,2015

4.刘晓丹.儿童保健工作手册.北京:人民卫生出版社,2010

5.毛萌.儿童保健学分册.北京:人民卫生出版社,2017

6.王洪涛,李玉波.儿童保健与疾病诊疗.武汉:华中科技大学出版社,2011

7.张峰.小儿日常保健与养护.南京:东南大学出版社,2015

8.古桂雄,戴耀华.儿童保健学.北京:清华大学出版社,2011

9.龙翔.社区儿童保健常见案例解析.上海:上海科学技术出版社,2017

10.张兰香.学前儿童卫生与保健.北京:北京师范大学出版社,2015